Gernet · Funktionsanalysen im stomatognathen System

Wolfgang Gernet

Funktionsanalysen im stomatognathen System

Vergleichende Untersuchungen

Mit 47 Abbildungen und 62 Tabellen

Carl Hanser Verlag München Wien

Der Verfasser:
Prof. Dr. Wolfgang Gernet, Klinik und Poliklinik für Zahn-, Mund- und Kieferkrankheiten, Freiburg, Br.

Als Habilitationsschrift auf Empfehlung des Fachbereiches Medizin der Albert-Ludwig-Universität Freiburg im Breisgau mit Unterstützung der Deutschen Forschungsgemeinschaft gedruckt.

Die im Text genannten Präparate und Bezeichnungen sind zum Teil patent- und urheberrechtlich geschützt. Aus dem Fehlen eines besonderen Hinweises bzw. des Zeichens ® darf nicht geschlossen werden, daß kein Schutz besteht.

CIP-Kurztitelaufnahme der Deutschen Bibliothek

Gernet, Wolfgang:
Funktionsanalysen im stomatognathen System :
vergleichende Unters. / Wolfgang Gernet. –
München ; Wien : Hanser, 1982.
   ISBN 3-446-13486-7

© 1982 Carl Hanser Verlag München Wien
Gesamtherstellung: Sellier Druck GmbH, Freising
Printed in Germany

Vorwort

Die Forschung der letzten Jahre auf dem Gebiet der oralen Anatomie und Physiologie hat den Wissensstand um die komplexen Funktionsabläufe im stomatognathen System beträchtlich erweitert. Während Einigkeit darüber herrscht, daß in der Therapie das stomatognathe System als Ganzes im Vordergrund steht, ist man bei der Beurteilung der Art und des Umfanges von funktionsanalytischen Maßnahmen zur Diagnose von Dysfunktionen geteilter Meinung. In einer vergleichenden Untersuchung sollte die Aussagekraft der zur Zeit gängigen Funktionsanalyseverfahren überprüft werden, um so dem Zahnarzt in der Praxis eine wissenschaftlich gesicherte Empfehlung zu deren Anwendung geben zu können.

Meinem verehrten Lehrer, Herrn Prof. Dr. Dr. *W. Reither,* danke ich sehr herzlich für die Anregung zu dieser Arbeit, für sein förderndes Interesse und seine tatkräftige Unterstützung.

Ein herzlicher Dank gilt auch Herrn Prof. Dr. *A. Puff,* Anatomisches Institut der Universität Freiburg, der mir bei meiner Arbeit zur funktionellen Anatomie des Kausystems wertvolle Impulse gegeben hat.

Besonders dankbar bin ich Herrn Dr. *Gilde* für seine naturwissenschaftliche Beratung und Herrn Dr. *Heisterkamp* für die Hilfe bei der statistischen Auswertung der erhobenen Daten. Gedankt sei auch dem Bundesverband Deutscher Zahnärzte für das gewährte Forschungsstipendium und der Freiburger Wissenschaftlichen Gesellschaft für die finanzielle Unterstützung der Arbeit.

Wolfgang Gernet

Inhalt

Nomenklatur und Definitionen

Die Nomenklatur entspricht den gemeinsamen Nomenklaturvorschlägen des Arbeitskreises Funktionelle Gebißanalyse der Deutschen Gesellschaft für Zahn-, Mund- und Kieferheilkunde und der Nomenklaturkommission der Deutschen Gesellschaft für zahnärztliche Prothetik und Werkstoffkunde.

Okklusion

Jeder Kontakt zwischen Oberkiefer- und Unterkieferzähnen.

Habituelle Interkuspidation (Interkuspidationsposition) = *IKP* (früher: habituelle Okklusion, zentrische Okklusion, Schlußbißstellung)
Zusammenschluß der Oberkiefer- mit den Unterkieferzähnen im maximalen Vielpunktkontakt.

Scharnierachse

Eine gedachte Achse, um die sich die Kondylen bei der Öffnungs- und Schließbewegung des Unterkiefers drehen.

Terminale Scharnierachsenposition (früher: zentrale Relation)

Hierbei befindet sich die Scharnierachse in der retralen und kranialen Lage, die Kondylen in nicht seitenverschobener Position. Als Referenzpunkte dienen die scheinbaren Durchtrittstellen der Achse durch die Haut.

Retrale Kontaktposition = *RKP* (retrudierte Kontaktposition, terminale Kontaktposition)

Die Okklusion in terminaler Scharnierachsenposition.

Bestimmung der Kieferrelation (Früher: Bißnahme)

Maßnahmen zur dreidimensionalen Festlegung der Unterkieferposition gegenüber dem Oberkiefer.

Ruhelage (Ruheschwebelage)

Unbewußte Abstandshaltung des Unterkiefers vom Oberkiefer. Dabei besteht keine Okklusion.

Protrusion

Die Bewegung des Unterkiefers, bei der sich beide Kondylen gleichzeitig nach ventral bewegen.

Laterotrusion

Die Bewegung, bei der der Unterkiefer von der Medianebene nach lateral schwenkt.

Laterotrusionsseite (Arbeitsseite)

Die Seite des Unterkiefers, die sich bei einer Lateralbewegung von der Medianebene wegbewegt.

Mediotrusion

Die Bewegung, bei der der Unterkiefer auf einer Seite zur Medianebene schwenkt.

Mediotrusionsseite (Nichtarbeitsseite, Leerlaufseite)

Die Seite des Unterkiefers, die sich bei einer Lateralbewegung zur Medianebene hinbewegt.

Bennett-Bewegung

Ein seitliches, räumliches Versetzen des Unterkiefers während der Lateralbewegung.

Immediate side shift

Unmittelbares Seitwärtsversetzen des Kondylus auf der Arbeitsseite.

Kondylenbahn (Gelenkbahn)

Die Bahn, die ein bestimmter Punkt des Kondylus während der Bewegung durchläuft. Dieser Punkt liegt auf der Scharnierachse.

Kondylenbahnwinkel (Gelenkbahnneigung)

Ein Winkel, der durch die Projektion folgender Geraden auf die Medianebene gebildet wird:

a) eine Parallele zu einer durch Schädelbezugspunkte festgelegten Geraden. Die jeweiligen Bezugspunkte sind anzugeben (z. B. Frankfurter Horizontale, Scharnierachsen-Orbitalebene),

b) eine Gerade, welche gegeben ist durch die Verbindung zweier Punkte der Kondylenbahn. Der erste Punkt gibt die terminale Scharnierachsenposition an, der zweite Punkt befindet sich protrusiv davon.

Zentrischer Vorkontakt (Frühkontakt)

Okklusionskontakt, der den gleichmäßigen Zahnreihenschluß in der physiologischen Unterkieferrelation verhindert.

Myozentrik

Durch den Myo-Monitor induzierte Unterkieferposition.

Doppelschlag

Kinesiographisch sichtbare anteriore-posteriore und vertikale Ablenkung des Unterkiefers durch einen Frühkontakt beim schnellen Klappern mit den Zähnen (Abb. 42a, c, Abb. 44d).

AV-Ratio

Relation der anterioren-posterioren zur vertikalen Bewegung des Unterkiefers beim Schließen aus der Ruhelage des Unterkiefers.

Normale AV-Ratio

Der Unterkiefer geht aus der Ruhelage nach anterior-vertikal in die habituelle Interkuspidation. Das Verhältnis anterior : vertikal ist in der Regel 1 : 1 – 1 : 3 (Abb. 42a).

Neutrale AV-Ratio

Der Unterkiefer führt nur eine vertikale Schließbewegung aus (Abb. 42b).

Negative AV-Ratio

Der Unterkiefer wird beim Schließen zurückgezogen (Abb. 42c).

I   Einleitung

Die zahnärztlichen Maßnahmen greifen in den komplizierten Steuermechanismus des Kauorgans (stomatognathes System) ein und können seine Funktion positiv und negativ beeinflussen. Will man diese Veränderungen diagnostisch zuverlässig erkennen und den therapeutischen Erfolg objektiv beurteilen, so muß man den Zustand des stomatognathen Systems vor und nach der Behandlung untersuchen. Dieser läßt sich mit verschiedenen Analyseverfahren erfassen, deren Bedeutung und Aussagekraft unterschiedlich interpretiert werden (157).

Wegen der geteilten Meinung über die Funktion des stomatognathen Systems ist die Zahl der in der Literatur beschriebenen Analyseverfahren groß. Eine endgültige Wertung dieser Methoden kann noch nicht gegeben werden (155, 157). Die Flut der Veröffentlichungen enthält für den praktischen Zahnarzt oft nur wenige und wegen ihrer Gegensätzlichkeit meist unverständliche Informationen. Die weite Kluft zwischen den Lehrmeinungen führt zu einer großen Unsicherheit in der Anwendung der beschriebenen Untersuchungstechniken. Diese Unsicherheit drückt sich auch in offiziellen Stellungnahmen zahnärztlicher Gesellschaften aus (155, 345).

Die Ursache hierfür mag in dem funktionellen Verständnis des stomatognathen Systems liegen. Während manche Autoren die biomechanische Aufgabe in den Vordergrund rücken (46, 214, 216) und mechanisch-graphische, nach geometrischen Prinzipien aufgebaute Methoden bevorzugen, gehen andere von der propriorezeptiven Steuerung im Kausystem aus (7, 166–169, 171–173) und stimmen ihre Analyseverfahren dementsprechend ab. Beides darf aber nicht voneinander getrennt und einseitig überbewertet werden. Trotz der Abweichung in der Technik können alle Methoden auf Erfolge hinweisen, so lange man nicht über ein anerkanntes, objektiv zuverlässiges Bewertungssystem verfügt.

Die Ansicht über die Bestimmung der Unterkieferlage (Kieferrelationsbestimmung) als Basis einer prothetischen Therapie ist ebenfalls geteilt.
Zum einen wird der Unterkiefer mechanisch über Grenzbewegungen in der rückwärtigsten Position (retrale Kontaktposition, RKP) eingestellt. Dabei wird das Postulat der absoluten Reproduzierbarkeit dieser Lage sowie der Existenz einer ebenfalls reproduzierbaren Scharnierachse im Kiefergelenk (46, 214) erhoben.
Zum andern wird die Kieferrelationsbestimmung unter funktionell muskulären Gesichtspunkten vorgenommen (7, 157, 166–169, 171–173).

Diese unterschiedlichen Auffassungen bestimmen konsequenterweise auch die Therapie im funktionsgestörten Gebiß und führen zu den unterschiedlichsten Therapiemaßnahmen und Okklusionskonzepten (43), da ein objektiver Maßstab fehlt. Absicht dieser Arbeit ist es, durch eine vergleichende Untersuchung, soweit möglich, zur Klärung eines Teils dieser strittigen Fragen beizutragen.

II   Literaturübersicht zur normalen Anatomie und Physiologie des stomatognathen Systems

Im stomatognathen System sind die Zähne mit dem Parodont, die Muskulatur und das Kiefergelenk zu einer harmonischen Funktionsgemeinschaft zusammengeschlossen (69, 150, 186, 192, 272, 276, 310, 311). Die Verknüpfung dieser Elemente erfolgt über einen Regelkreis (69, 78, 192, 193). Störungen und Fehlfunktionen einzelner Elemente können zu einer Inkoordination des gesamten Kausystems führen (65, 68, 69, 72, 311, 343).

1   Nervöser Steuerungsmechanismus

Die entwicklungsgeschichtliche Verknüpfung der Kiemenbogennerven bildet die neurophysiologische Grundlage für die funktionelle Einheit des Kauorgans. Durch Rezeptororgane im Bereich der Muskulatur (180), der Kiefergelenkkapsel (179, 180), der Zähne und Parodontien (121, 122, 226, 235) gelangt die periphere Information über afferente Bahnen zu zentralen Schaltstellen und von dort zum sensorischen Kortex (193). Die afferenten Bahnen bestehen aus drei synaptischen Zusammenschlüssen:

1. den pseudounipolaren Ganglienzellen im Ganglion semilunare und deren Verbindungen zum sensorischen Kern des N. trigeminus (Tractus spinalis trigemini),
2. der Trigeminusschleife als Bahn des zweiten Neurons zum Nucleus ventralis postero-medialis thalami und
3. den Bahnen des dritten Neurons, die im Pedunculus thalami superior zur Körperfühlsphäre aufsteigen (193, 250, 355).

Die efferenten motorischen Bahnen setzen sich aus zwei Neuronen zusammen:

1. der Verbindung von Gyrus praecentralis über den Tractus corticobulbaris zum motorischen Trigeminuskern und
2. dem Motoneuron vom Trigeminuskern zu den Muskelfasern (193, 250).

Die Unterkieferbewegung und der Kauakt, der sich nach *Sherrington* (321) aus dem Jaw-opening-reflex und dem Jaw-jerk-reflex zusammensetzt, laufen unter der Steuerung von kortikalen und subkortikalen Zentren auf den beschriebenen Bahnen ab.

Der Jaw-jerk-reflex ist ein Muskeleigenreflex, der Jaw-opening-reflex ein Fremd-reflex (250).

Bei dem Muskeleigenreflex befindet sich der Rezeptor (Spindelrezeptor) innerhalb des erregten Muskels; die Übertragung auf das α-Motoneuron erfolgt monosynap-tisch. Beim Fremdreflex werden die Impulse von außerhalb (z. B. Rezeptoren des Parodonts) dem Muskel zugeleitet. Dieser Reflex wird stets polysynaptisch über-tragen (41).

2 Die Zähne

Durch Rezeptoren im Bereich des Parodonts und der Zahnhartsubstanz (121, 226, 235, 310) spielen die Zähne eine bedeutende Rolle bei der Steuerung der Unter-kieferbewegung (180).
Flüchtige Okklusionskontakte dienen zur Steuerung des Kauaktes (107, 164) und geben Auskunft über Stellungsänderungen des Unterkiefers im Raum.
Zahnschmerzen können im Sinne eines Fremdreflexes die Restaktivität der ruhen-den Kaumuskulatur beeinflussen (104, 106).

3 Die Muskulatur

Zahlreiche Untersuchungen weisen auf die zentrale Bedeutung der Muskulatur im Kausystem hin (65–72, 104–106, 165, 168, 169, 171–173, 197, 198, 272, 275–277, 310–313).

Die Grundbewegungsmuster der Kaumuskulatur werden vererbt; eine individuell kompensatorische Muskelführung ist erlernbar und physiologisch (79, 311).

Die Muskelgruppen, in denen der Unterkiefer aufgehängt ist, sind bilateral ange-legt. Im einzelnen sind dies die Nackenmuskulatur, die Kau- und Kauhilfsmuskula-tur sowie die kranialen und kaudalen Zungenbeinmuskeln.

Ihrem Verlauf nach sind die Kaumuskeln schräg zur Sagittal-, Horizontal- oder Frontalebene angeordnet. In Funktion können sie in Ipsirotatoren und Kontra-rotatoren unterteilt werden (66). Wegen der Verlagerung der Ansatzpunkte im Raum können in bestimmten Phasen Synergisten zu Antagonisten werden (67).

Die Bewegungen des Unterkiefers werden neuromuskulär gesteuert. Sie können durch die Wirkungsrichtung eines einzelnen Muskels zu einer fixen Achse nicht erklärt werden (66, 272) und sind immer Ausdruck einer koordinierten Muskeltätigkeit.

Das komplexe Muskelspiel wird von *H.* und *C. Göpfert* (105) anhand der Unterkieferöffnungsbewegung näher erläutert. Beim Öffnen werden die als Mundschließer tätigen Mm. temporalis und masseter gedehnt. Über Spindelrezeptoren entsteht im Sinne des oben beschriebenen Eigenreflexes eine Gegenspannung. Es bildet sich ein Widerlager für den M. pterygoideus lateralis, der an der Unterkieferöffnung aktiv beteiligt ist. Dieser myotaktisch wirkende Reflex wird durch eine fein abgestufte Erhöhung der Aktionspotentiale elektromyographisch deutlich. Die Autoren kommen zum Schluß, daß die neuromuskulär gesteuerte Haltefunktion der Temporalis- und Massetermuskulatur bei den komplizierten Bewegungen im Kiefergelenk eine besondere Rolle spielt.

4   Das Kiefergelenk

Das ursprüngliche, primäre Kiefergelenk wird im Laufe der Entwicklung zum Hammer-Amboßgelenk zwischen dem dorsalen und ventralen Teil des ersten Kiemenbogens. Beim Menschen wird diese Verbindung zum Gehörknöchelchen. Durch diesen Funktionswechsel muß sich ein neues Kiefergelenk bilden. Es entsteht zwischen dem Deckknochen des Unterkiefers und der Schläfenbeinschuppe (13, 272).

Die knöchernen Strukturen setzen sich aus Teilen der Schädelbasis und des Unterkiefers zusammen. An der Schädelbasis liegen das Tuberculum articulare und die Fovea articularis; Kollum und Kondylus gehören zum aufsteigenden Ast des Unterkiefers. Die artikulierenden Flächen sind größtenteils mit Faserknorpel überzogen (13, 25, 272, 322). Dazwischen liegt der Diskus. Somit entsteht ein zusammengesetztes, zweikammeriges Gelenk mit einer gelenkigen Verbindung von Kondylus und Diskus und einer gelenkigen Verbindung von Diskus und Fovea articularis bzw. Tuberculum articulare (13, 272). Das Ganze wird von einer Gelenkkapsel umschlossen.

4.1   Die skelettalen Anteile des Kiefergelenks

Histologisch bestehen Pfanne, Kollum und Kondylus aus einer weitmaschigen Spongiosa mit einer zarten kompakten Außenschicht (276). Das Dach der Fovea articularis ist extrem dünn und im mazerierten Schädel fast durchsichtig. Es ist von kleinen Foramina durchsetzt, die zum Durchtritt von Blutgefäßen und Nerven dienen (42; Abb. 1).

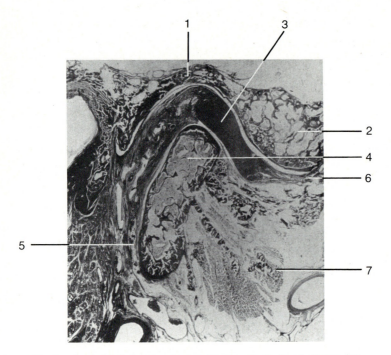

Abb. 1. Sagittalschnitt durch das Kiefergelenk (nach Puff). Färbung: Goldner, Schnittdicke 12 μm.
1 Fovea articularis, 2 Tuberculum articulare, 3 Diskus, 4 Kondylus, 5 Durchlaufender Faserzug als Fortsetzung der Sehne des M. pterygoideus lateralis, 6 Oberer Bauch des M. pterygoideus lateralis, 7 Unterer Bauch des M. pterygoideus lateralis

Im jugendlichen Alter haben die skelettalen Anteile eine große adaptive Fähigkeit; im Erwachsenenalter sind nach Meinung einiger Autoren nur noch geringe Anpassungsvorgänge möglich (195, 241, 246). So ändert das Tuberculum articulare seine Form entsprechend der Funktion. Beim Säugling fehlt es fast völlig und ist bei Ende des Wachstums am besten ausgebildet (25, 162, 254, 268, 272, 289).
Nach Meinung einiger Autoren hängt seine Ausprägung wie die der Gelenkpfanne von der Bißlage und Bißart ab (134, 162, 272, 276).

Eine andere Auffassung vertreten *Ricketts* (289) und *Taylor* et al. (352). In laminagraphischen Röntgenstudien konnten sie keine eindeutige Korrelation zwischen Bißtyp und Morphologie des Kiefergelenks feststellen. Zu ähnlichen Ergebnissen kommt *Hielscher* (139). *Mongini* (243) fand erhebliche Kondylenumformungen beim Erwachsenen in Abhängigkeit vom Zahnbefund.

4.2   Der Diskus

Wie eine Kappe sitzt der Diskus auf dem Kondylus und wird mit ihm als eine Art transportable Pfanne bei den Verschiebungen mitbewegt (272, 276). Sein Rand ist verdickt (13, 210, 272). Er ist mit der Gelenkkapsel ringsherum verbunden (Abb. 1).

Histologisch besteht die Mitte des Diskus aus derbem Faserknorpel (13, 25, 272, 322). Während die Mitte keine Gefäße und Nerven besitzt, sind diese in den Rändern zahlreich (25, 42, 241, 278, 290, 322). Im vorderen Teil sind Golgi-Körperchen (42), an der Oberfläche und im Inneren chondroidale Zellen nachgewiesen worden (212).

Robinson (290) sieht im Diskus keine „Fibrocartilago", sondern ein spezielles Verbindungsgewebe, das sich regenerieren kann. Nach *Moffet* (241) ist er allerdings außer an seinen Verbindungsstellen nicht regenierbar. *Benninghoff* und *Goerttler* (13), *Loos* (223) und *Puff* (272, 276) beschreiben den Diskus als eine Verlängerung der Sehne des M. pterygoideus lateralis. Der gefäßlose mittlere Teil ist als verdickte Sehnenplatte dieses Muskels aufzufassen (13, 277; Abb. 1).

4.3   Die Gelenkkapsel

Die Gelenkkapsel umfaßt den Gelenkhöcker, verbindet sich seitlich mit dem Rand der Gelenkpfanne und reicht bis zur Fissura petrotympanica (13). Die hintere Kapselwand ist locker, reich an elastischen Fasern sowie mit Gefäßen und Nerven durchsetzt (13, 210, 268, 272, 275–277, 322). Der anteriore, mediale und dorsale Teil der Kapsel ist ebenfalls schwach und elastisch ausgebildet. Die Meinungen über den lateralen Bezirk der Gelenkkapsel gehen dagegen auseinander. *Sicher* (322) sieht im Ligamentum temporomandibulare ein straffes Verstärkungsband, *Benninghoff* und *Goerttler* (13), *Loos* (223) und *Puff* (272, 275–277) beschreiben es dagegen als lockeres und schwaches Verstärkungsband am Kapselsack.

5   Die funktionelle Mechanik der Kiefergelenke und Unterkieferbewegung

Die Funktion der Kondylen- und Unterkieferbewegung wird unterschiedlich beurteilt. Das funktionelle Verständnis beruht sowohl auf der Morphologie und Histologie der anatomischen Strukturen als auch auf Ergebnissen kinetischer und elektromyographischer Untersuchungen. Dabei stehen sich zwei Theorien gegenüber:

1. das Postulat der mehr oder weniger starr geführten Kondylen- und Unterkieferbewegung unter Knochen- oder Bandführung mit Druckbelastung im Gelenk (46, 141, 142, 214, 217),
2. die neuromuskuläre Führung von Kondylen- und Unterkieferbewegung mit geringer oder fehlender Druckbelastung im Gelenk (7, 166–169, 171–173, 272).

5.1 Folgerungen aus der Morphologie und Histologie zur Funktion des Kiefergelenks

5.1.1 Skelettale Anteile des Kiefergelenks

Nach Meinung einiger Autoren sind die gefäßlosen Teile der knöchernen und knorpeligen Strukturen Ausdruck einer Knochenführung im Kiefergelenk (116, 205, 211, 217). Normalerweise ändern sich diese Führungsstrukturen im Laufe des Lebens nicht (46, 214, 217, 330).

Andere sind der Meinung, daß die Morphologie und Histologie der knöchernen Strukturen keinen Anhaltspunkt für eine Knochenführung gibt (13, 223, 272, 276). Sie verweisen auf die lockere Spongiosa der knöchernen Anteile des Kiefergelenks und den extrem dünnen Pfannenboden, der von Gefäßen und Nerven durchsetzt ist (42, 223, 272, 276).

5.1.2 Diskus

Das Fehlen von Gefäßen und Nerven, speziell in der Mitte des Diskus, spricht nach Meinung einiger Autoren für eine funktionelle Belastung des Kiefergelenks.

Von einer starken Druckbelastung sind *Sicher* (322) und *Lucia* (224) überzeugt. Andere Autoren gehen von einer mäßigen (247, 278) oder von einer nur bei manchen Kondylenbewegungen auftretenden funktionellen Belastung (42, 246) aus. Unter dem Hinweis auf die Histologie der knöchernen Strukturen und der funktionellen Aufgabe des Kiefergelenks sind wieder andere der Meinung, daß das Kiefergelenk nicht druckbelastet ist (13, 223, 272, 276, 290, 310).

Die gegensätzlichen Folgerungen werden durch geometrische Belastungsmodelle unterstützt. *Roydhouse* (293) sieht im Unterkiefer einen einfachen Hebel und schließt auf eine Druckbelastung. *Wustrow* (375) und *Weber-Thedy* (363) schließen dagegen eine Druckbelastung im Kiefergelenk aus. *Wustrow* (375) konnte durch eine zwischen den Zähnen gelegte Glasperle zeigen, daß sich die Kondylen beim Kauen von dem Pfannenboden abheben und somit nicht belastet sein können.

5.1.3   Gelenkkapsel und Verstärkungsbänder

Aus der Morphologie der Kiefergelenkkapsel werden Argumente sowohl für eine Knochen- und Bandführung als auch für eine neuromuskuläre Führung abgeleitet. Viele sind von der mechanischen Haltefunktion des Bandapparates überzeugt (8, 47, 53, 210, 224, 264, 268, 322). Manche sehen in ihm eines der stärksten Haltebänder des menschlichen Körpers. Sie sind der Überzeugung, daß dadurch der Kondylus in der terminalen Scharnierachsenposition fixiert ist (27, 46, 116).

Moffet (240) vergleicht das Ligamentum temporomandibulare mit den Kollateralligamenten des Kniegelenks. Durch die Spannung dieser Bänder ist eine gewisse Lagesicherung des Gelenks möglich, ohne daß die normale Bewegung behindert ist. In ihm sieht er eine biologisch adaptive Struktur, die normalerweise als sensorisches Endorgan funktioniert.

Andere Autoren schreiben der Gelenkkapsel und den Verstärkungsbändern keine Haltefunktion zu. Schon 1848 hat *Ross* in seinem Handbuch der chirurgischen Anatomie darauf hingewiesen, daß die Bänder nicht in der Lage sind, den Kondylenbewegungen ein bestimmtes Bewegungsmuster vorzugeben (zit. nach *Reichenbach*, 282). *Benninghoff* und *Goerttler* (13), *Loos* (223) und *Puff* (272, 275–277) sind ebenfalls der Auffassung, daß die Verstärkungsbänder dem Gelenk keinen Zwangslauf geben können.

5.2   Kinetische und elektromyographische Analysen der Unterkiefer- und Kondylenbewegung

In der Literatur werden zur Analyse der Unterkiefer- und Kondylenbewegung sowie deren Koordination im Kausystem zwei Wege beschritten:

1. die kinetische Analyse der Unterkiefer- und Kondylenbewegung,
2. die elektromyographische Registrierung der Aktivität der beteiligten Muskulatur.

5.2.1   Kinetische Analysen

Die kinetischen Analysen untersuchen zum einen funktionelle, zum anderen Grenzbewegungen und -positionen des stomatognathen Systems. Die Grenzbewegungen werden in der Regel mit am Patienten angebrachten mechanischen Hilfsteilen graphisch aufgezeichnet. Funktionelle Bewegungen registriert man mit möglichst interferenzfreien Methoden.

5.2.1.1   Optische Verfahren.   Eine der ersten kinetischen Analysen führte *Ulrich* (358) durch. Er wertete die photographisch festgehaltenen Bewegungsspuren an-

gestrahlter extraoraler Silberbällchen, die über eine Schiene am Unterkiefer befestigt waren, aus. Bei Seitwärtsbewegung des Unterkiefers stellte er ein seitliches Versetzen des Unterkiefers (side shift) fest.

Zwölf Jahre später machte *Bennett* (14) mit einer ähnlichen Versuchsanordnung – er verwendete Glühlämpchen, die aus dem Mund herausgeführt wurden – im Selbstversuch die gleiche Beobachtung. Da die Arbeit von *Ulrich* in dänisch verfaßt und somit nur auf einen kleinen Leserkreis beschränkt war (267), wurde die Seitwärtsbewegung des Kondylus als Bennett-Bewegung bezeichnet.

In jüngster Zeit wird diese Methode technisch verbessert als optoelektronisches Verfahren wieder angewendet (119, 146, 175, 361).

5.2.1.2 Graphische Verfahren zur Darstellung der Grenzbewegungen im stomatognathen System.   Parallel zu den Untersuchungen von *Bennett* arbeitete *Gysi* an der graphischen Aufzeichnung von Grenzbewegungen des Unterkiefers mit einem extraoralen Schreibstiftsystem. Er entdeckte 1908, daß sich die lateralen Grenzbewegungen auf einer horizontalen Platte als Pfeil (intraoraler Pfeilwinkel, Gotischer Bogen) aufzeichnet (zit. nach *Reichenbach* und *Hagen*, 281). Diese Aufzeichnung, zentral im Mund geschrieben, dient heute noch zur Bestimmung der Kieferrelation im Kauorgan (98).

Die Aufzeichnung des Pfeilwinkels als Ausdruck der Grenzbewegung des Unterkiefers (siehe auch S. 37) wurde durch die Aufzeichnung der Projektionsbahn der Kondylen auf einer gelenknah angebrachten Schreibplatte ergänzt (128).

In Europa wurde die Idee *Gysi*s von *Spreng* 1930 weiterverfolgt, der mit seinem Kopfbogen eine zusätzliche Aufzeichnung auf einer gelenknah angebrachten horizontalen Platte durchführte (zit. nach *Bekk,* 12 und *Spreng,* 339). Diese Arbeiten finden in den Untersuchungen von *Gerber* (92–99) ihre Fortsetzung; sie sind Grundlagen der instrumentellen Funktionsanalyse von *Gerber* (s. Kap. III).

In Amerika wurden die Erkenntnisse *Gysi*s in der von *McCollum* 1938 gegründeten Schule der Gnathologie aufgegriffen (zit. nach *Reichenbach* und *Hagen*, 281). Daraus entwickelten sich die heute gebräuchlichen pantographischen Apparaturen: Stuart-Pantograph (347, 349), Denar-Pantograph (125), Lee-Pantograph (37, 48, 218) und Axiograph nach *Mack* (328).

In den 50er Jahren wurde die Darstellung der Grenzbewegungen von *Posselt* erweitert, der sie zusätzlich in der Sagittalebene analysierte (Posselt'sches Diagramm, siehe Abb. 44a, 265, 266, 268). Er bestätigte mit umfangreichen Untersuchungen die Scharnierbewegung und die Begrenzung der retralen Unterkieferlage durch Ligamente.

Die Analysen der Grenzbewegungen sind Grundlage der modernen Gnathologie und haben die mechanische Auffassung der knochen- und bandgeführten Kondylen- und Unterkieferbewegung weitgehend geprägt (11, 44–46, 205, 347, 349).

5.2.1.3 Elektromechanische Verfahren.   Der erste Versuch, mit einer elektromechanischen Methode Zahnkontakte zu registrieren, wird von *Jankelson* et al. 1953 gemacht (164).

Messermann (239) verwendete ebenfalls eine elektromechanische Methode, um die mandibulären und kondylären Bewegungen dreidimensional darzustellen.

Joinot (174) nimmt über eine Metallsonde und deren Abstand zu einer im Gegenkiefer angebrachten Metallplatte die Bewegungen des Unterkiefers kontaktlos auf.

Mit einem Mandibulographen, der über einen Stab am Unterkiefer befestigt ist, haben *Goodson* und *Johansen* (109) über 6 Transduktoren bei einem Probanden ebenfalls versucht, die Bewegung dreidimensional aufzuzeichnen.

Ein anderes elektromechanisches Verfahren beschreiben *Machens* und *Heners* (230). Über drei Potentiometer wird die Unterkieferbewegung dargestellt.

5.2.1.4 Telemetrie.   *Brewer* und *Hudson* (28) beschrieben 1961 die Telemetrie, die es ermöglicht, mit elektronischen Miniaturbausteinen in Brückengliedern oder künstlichen Zähnen Zahnkontakte zu messen.

Adams und *Zander* (1) kombinierten 1964 diese Methode mit der Elektromyographie und wiesen exzentrische Zahnkontakte nach. Weitere Studien über zentrische und exzentrische okklusale Kontakte folgten (31–33, 102, 103, 108, 269, 296).

Dieses Verfahren kann nur Zahnkontakte messen und setzt mindestens eine Zahnlücke voraus, um mit einer Brücke den elektrischen Miniaturbaustein einzugliedern; durch Interferenzen mit den extraoral herausgeführten Anschlüssen kann der neuromuskulär gesteuerte Bewegungsablauf gestört werden (166).

5.2.1.5 Interferenzfreie Verfahren.   Viele Autoren sind der Meinung, daß nur eine von Gewicht und mechanischen Reizen unbeeinflußte Bewegungsanalyse eine Beurteilung funktioneller Abläufe im stomatognathen System ermögliche (168, 169, 219, 318).

a) Analyse der Kondylenbahn. – Um einen Einblick über die Funktionsbahn des Kondylus zu erhalten, werden interferenzfreie Methoden beschrieben. Für die Beurteilung der Kondylenfunktion werden röntgenologische Verfahren mit Gelenkaufnahmen bei verschiedenen Kondylenpositionen (16, 135, 162, 233, 340, 376), kephalometrische Röntgenserien (211) und die Röntgenkinematographie angegeben (15, 40, 60, 139, 140, 150, 272, 275, 276, 301, 344).

Wegen der Strahlenbelastung, dem Kosten- und Zeitaufwand kann die Röntgenkinematographie nicht routinemäßig angewendet werden. Andere Autoren versuchen deswegen die Kiefergelenkbewegung mit ultraschalldiagnostischen Verfahren zu analysieren. *Spranger* (337, 338) beschreibt die Darstellung der Kiefergelenke mit einem Ultraschallschnittbildgerät (Vidoson). *Preiskel* (270) stellte 1970 mit Ultraschallmessungen die Bennettbewegung dar.

b) Analyse der Unterkieferbewegungen. – Nahezu interferenzfrei kann mit einer elektronischen Methode, wie sie von *Jankelson* et al. 1975 (166) und *Lemmer* et al. 1976 (219) beschrieben wurde, die Unterkieferbewegung aufgezeichnet werden. Dieses Verfahren, die Kinesiographie, wurde zuerst von *Jankelson* et al. (166) angegeben. Dabei wird die Bahn eines kleinen Magneten im Unterkieferfrontzahnbereich über ein Magnetometer, das am Patienten mit einem Brillengestell angebracht ist, oszillographisch aufgezeichnet.
Fast identisch ist die Methode von *Lemmer* et al. (219). Dabei wird die Bahn des Magneten über einen Hall-Transducer aufgenommen und die Bewegung über einen X/Y-Schreiber ausgeplottet.

Die Kinesiographie erlaubt es auch, die Geschwindigkeit der Unterkieferbewegung und über eine Zeitablenkung die Ruhelage des Unterkiefers darzustellen. Erste Erfahrungen mit der Kinesiographie werden überwiegend positiv bewertet (110–113, 132, 133, 165, 166, 169–173, 187).

Die neueste Methode, die Unterkieferbewegung dreidimensional aufzuzeichnen, beschreiben *Salomon* und *Waysenson* (294) mit einer radioaktiven Quelle, die auf die Haut oder in die Kavität eines Zahnes gebracht wird. Bewegungen des Unterkiefers können so mit einer Gamma-Kamera aufgenommen werden.

5.2.1.6 Ergebnisse der kinetischen Analysen. Die Ergebnisse der kinetischen Analysen unterstützen sowohl das Postulat der Knochen- und Bandführung als auch das Postulat der neuromuskulären Führung im stomatognathen System.

a) Knochen- und Bandführung. – Bei der Knochen- und Bandführung geht man von der Vorstellung aus, daß der Kondylus bei Vorschub entlang dem Tuberculum articulare gleitet. Die Führung im Gelenk ist präzis und von Bändern begrenzt (225, 264, 268).
Kinetische Analysen, die diese Hypothese untermauern, sind meist graphische Verfahren zur Darstellung der Grenzbewegung im stomatognathen System.

Untersuchungen von *Posselt* (264) unterstützen die Auffassung, daß der Unterkiefer nicht von Muskeln, sondern durch das Ligamentum temporomandibulare in der rückwärtigsten Stellung fixiert ist. Bei 3 Probanden zeichnete er mit Hilfe eines im Mund eingegliederten Schreibsystems die lateralen Grenzbewegungen des Unterkiefers auf. Dann legte er die Probanden in Vollnarkose und schaltete mit Curare die Wirkung der Muskulatur aus. Er wiederholte die Aufzeichnung und konnte keinen Unterschied zur ersten Registrierung feststellen.
Zu ähnlichen Ergebnissen kamen *Aprile* und *Saizar* (3), die an Leichen den Pfeilwinkel aufzeichneten, nachdem sie die Muskeln abgeschnitten hatten und nur noch die Ligamente intakt waren.

In jüngster Zeit versucht man – auch mit Hilfe von Computern (48, 228, 231) – durch pantographische und graphische Aufzeichnungen auf die Mechanik der Kondylenbahn und die daraus resultierende Unterkieferposition zu schließen (5, 205, 256).

Kubein et al. (205) kommen mit ihren pantographischen, repantographischen und röntgenologischen Studien zum Schluß, daß die konvexe Bahn des Kondylus als konzentrischer Kreis um das annähernd kreisförmige Tuberculum articulare aufzufassen ist.

Bei Protrusion befindet sich die dünnste Stelle des Diskus als funktionelle Struktur kraftwirkungsbedingt zwischen der Scharnierachse des Kondylus und dem Rotationszentrum des Tuberculum articulare.

Ott (256) kommt zum Ergebnis, daß aus projektionstechnischen Gründen eine quantitativ-metrische Auswertung bei der Pantographie nicht möglich ist. Die Pantographie ist nur dazu da, über eine Rückprojektion der aufgezeichneten Bahnen einen Artikulator (= künstliche Gelenkmaschine zur Herstellung von Zahnersatz, siehe auch S. 33) zu justieren.

Clayton et al. (44) sind der Meinung, daß eine Beurteilung der Grenzbewegungen des Unterkiefers mit pantographischen Methoden nur über einen Artikulatur möglich ist. Durch die verwendeten Stützstiftsysteme wird eine vertikale Änderung vorgenommen, die die graphische Aufzeichnung der Unterkieferbewegung verändert. Um dies zu vermeiden, benutzten sie zur Aufzeichnung eine im Frontzahnbereich angebrachte parainzisale Schiene. Es zeigte sich, daß die verschiedenen Krümmungen der verwendeten Stützstiftsysteme und die Zahnführung die Aufzeichnung zusätzlich beeinflußt.

Mit der gleichen Anordnung analysierten sie bei 4 Versuchspersonen den Einfluß von Okklusionsstörungen, die einen gleichmäßigen Zahnreihenschluß verhindern (zentrische Vorkontakte). Ferner analysierten sie den Kauakt graphisch. Sie stellten dabei fest, daß Frühkontakte einen Patienten daran hindern, entlang den Grenzbewegungen zu kauen (45).

Untersuchungen mit induktiven Wegaufnehmern von *Ludwig* (225) ergaben, daß die Gelenkführung des unbelasteten Unterkiefers so exakt ist, daß sie mit einer reproduzierbaren Genauigkeit von ± 0,05 mm geführt werden kann. Nach seiner Meinung ist im Bereich der Bewegungsbahn des Kondylus kein freier Spielraum.

b) Neuromuskuläre Führung. – Zahlreiche kinetische Analysen unterstützen die Auffassung, daß die Bewegung im Kausystem neuromuskulär geführt ist.

Ulrich (358) kam mit seiner photographischen Versuchsanordnung zur Überzeugung, daß die Bewegung Ausdruck einer synergistischen Aktion der Muskulatur ist. Bei der Bewegung sind keine festen Achsen feststellbar.

Untersuchungen von *Boucher* (24, 25) über die Aufzeichnung des Pfeilwinkels widersprechen den Angaben von *Aprile* und *Saizar* (3). Seine Arbeiten zeigen, daß die Aufzeichnung des Pfeilwinkels bei intakter Muskulatur auch nach Entfernung der Gelenkbänder an Leichen noch möglich ist.

Außerdem stellte er entgegen den Untersuchungen von *Posselt* (264) bei 12 Probanden fest, daß der Unterkiefer unter Vollnarkose mit Curare bis zu 2 mm über die Spitze des vor der Narkose aufgezeichneten Pfeilwinkels (dorsale Begrenzung der Unterkieferbewegung) zurückgedrängt werden konnte. Er schloß daraus, daß die posteriore Begrenzung der Unterkiefer- und Kondylenbahn nicht durch kapsuläre Ligamente, sondern durch eine neuromuskuläre Führung bestimmt ist.

Hickey et al. (138) bohrten einem Probanden unter Lokalanästhesie einen Metallpin in die Kondylen; einen weiteren befestigten sie an einem Unterkieferfrontzahn. Die Bewegungen der Pins wurden dreidimensional mit mehreren Kameras aufgenommen. In Übereinstimmung mit *Ulrich* (358) kamen sie zu dem Ergebnis, daß die Unterkieferbewegung und Kondylenführung nicht nach festgenormten Bahnen abläuft, sondern individuell verschieden ist.

Das Studium der Gelenkbahnen mit Hilfe der Röntgenkinematographie erhärtete die Theorie der neuromuskulären Führung. Alle Untersuchungen ergeben, daß die Kondylenbahn in keiner Phase der Bewegung eine mit morphologischen Strukturen des Kiefergelenks korrelierende Bewegungsbahn darstellt. Sie ist vielmehr eine in mehreren Variationen ausgeprägte konvexe Bahn, die sich in manchen funktionellen Situationen abflacht (60, 139, 140, 194, 272, 275, 301).

Die Arbeiten von *Puff* (272, 275, 276) trugen wesentlich zum Verständnis der neuromuskulären Führung des Kondylus durch den M. pterygoideus lateralis bei. Die Auffassung, daß der Diskus als verlängerte Sehne des oberen Bauches des M. pterygoideus lateralis anzusehen ist, konnte bestätigt werden (272). Dieser Muskel ist sowohl an feinnuancierten Bewegungen, wie sie beim Singen und Sprechen auftreten, als auch an mechanisch belasteten Bewegungen beteiligt. So tritt der Kondylus beim Knacken einer Nuß senkrecht nach oben und wird durch die „Stoßdämpferwirkung" des M. pterygoideus lateralis, oberer Bauch, daran gehindert, unter Druck in die Gelenkpfanne zu stoßen. Die histomorphologischen Hinweise, daß das Gelenk nicht druckbelastet ist, werden durch diese Studien erhärtet (272, 275, 276).

Die funktionelle Aufgabe des M. pterygoideus lateralis wird auch durch andere Autoren bestätigt (13, 42, 75, 79, 140, 169, 171–173, 212, 344, 358).

Ultraschalluntersuchungen von *Preiskel* (270) machen wie die röntgenkinematographischen Analysen deutlich, daß weder eine feste Achse, noch eine mechanische Führung im Kiefergelenk festzustellen ist.

Kinesiographische Untersuchungen des Kauaktes in Verbindung mit der Elektromyographie liefern weitere Anhaltspunkte für eine neuromuskuläre Steuerung im Kausystem.

Untersuchungen von *Hannam* et al. (132, 133) zeigen, daß beim Kauen kurz vor dem okklusalen Kontakt die elektrische Aktivität des anterioren und posterioren Teils des M. temporalis sowie des M. masseter erhöht wird und die Schließgeschwindigkeit des Unterkiefers abnimmt.
Gordon jr. (110) analysierte bei 40 Versuchspersonen den Kauakt und verglich ihn mit dem Kauakt eines Patienten mit Myasthenia gravis. Im Vergleich zu den Normalkurven ergeben die Unterkieferbewegungen bei Myasthenia gravis ein höchst unkontrolliertes Bild. In weiteren Studien wies er an 53 Patienten die reflektorische Führung des Unterkiefers durch Spindelrezeptoren und Rezeptoren im Bereich des Parodonts beim Kauen nach (111).
Klineberg und *Ash jr.* (187) untersuchten mit der Kinesiographie und gleichzeitiger elektromyographischer Registrierung der Aktivitäten des M. temporalis, M. masseter und M. digastricus den Einfluß einer Lokalanästhesie der Kiefergelenkkapsel bei Jugendlichen. Bei doppelseitiger Anästhesie der Kiefergelenkkapsel war beim Kauen die Geschwindigkeit und die Aktivität des M. masseter vermindert. Dieser Effekt blieb bei einseitiger Anästhesie aus. Die Untersuchung deutet auf eine neuromuskuläre Kontrolle der Unterkieferbewegung durch Rezeptoren im Bereich der Gelenkkapsel hin.

5.2.2 Elektromyographische Untersuchungen

Neue Aspekte zur Funktion des stomatognathen Systems ergaben elektromyographische Aufzeichnungen der elektrischen Aktivitäten der Kaumuskeln (39, 67–69, 72, 80–82, 104–106, 196–199, 221, 242, 259, 271, 288, 309, 341, 373). Stellvertretend für die zahlreichen elektromyographischen Untersuchungen seien hier nur die grundlegenden Arbeiten von *H.* und *C. Göpfert, Eschler* und *Kraft* beschrieben.

H. und *C. Göpfert* berichten 1954 über die Restaktivität der ruhenden Kaumuskulatur (104). Mit einem von *H. Göpfert* 1952 entwickelten hochempfindlichen Spezialverstärker mit Frequenzfilter zeichneten sie die Ruheaktivität auf. Sie stellten fest, daß auch bei scheinbar völliger Ruhe der Muskulatur noch kleine Ruhepotentiale abzuleiten waren. Diese sind mechanisch und thermisch beeinflußbar. Reizerscheinungen aus dem Bereich der Zähne und prothetische Maßnahmen wirkten sich ebenso deutlich aus wie die psychische Erregbarkeit eines Patienten (106). Diese Untersuchungen zeigten auch, daß die Okklusionsstellung nicht der normal entspannten Ruhelage entspricht.

Die neuromuskuläre Führung im Kiefergelenk und der Unterkieferbewegung wird auch von *Eschler* bestätigt, der in einer Reihe von elektromyographischen Untersuchungen die Führungsrolle der Muskulatur beschreibt (66, 67, 69, 70, 72). Er konnte anhand eines Funktionskreises (69) zeigen, daß die Kondylen neuromuskulär geführt werden. Er prägte den Begriff der nicht zweckgebundenen, freien Leerbewegungen (66). Er sah im Unterkiefer einen Körper, der dreidimensional im Raum schwebt (72).

Auch *Kraft* hat durch elektromyographische Untersuchungen die neuromuskuläre Koordination und Inkoordination bei Kiefergelenkbeschwerden verdeutlicht (197–199).

Die Ergebnisse werden durch neueste Untersuchungen bestätigt (271, 341).

Diese Erkenntnisse widersprechen der oben beschriebenen mechanischen Auffassung der Unterkiefer- und Kondylenbewegung. Es wurde daher versucht, mit elektromyographischen Methoden die Theorie der Bandführung des Unterkiefers zu überprüfen.

Owens et al. (259) kommen zum Ergebnis, daß der M. pterygoideus lateralis sich bei der Schließbewegung elektromyographisch inaktiv verhält und der Unterkiefer nicht in eine anteriore Position geführt wird. Dies ist ihrer Meinung nach ein Hinweis, daß der Unterkiefer in Funktion in die maximale Rücklage gebracht wird.

Woelfel et al. (373) versuchten elektromyographisch die Theorie der Scharnierachse zu unterstützen. Sie zeigten, daß eine Scharnierbewegung erreicht werden kann, wenn der Patient diese trainiert. Hierbei entsteht kein Anstieg der elektrischen Aktivität des M. pterygoideus lateralis. Die Autoren kommen zum Schluß, daß das neuromuskuläre System eine Scharnierbewegung der Mandibula zuläßt. Sie weisen aber darauf hin, daß die Scharnierbewegung bei den meisten Patienten nicht die normale Öffnungsbewegung ist.

III Literaturübersicht der gebräuchlichen Funktionsanalysen

Die Funktionsanalysen lassen sich in rein klinische und in klinisch-instrumentelle Verfahren einteilen. Die instrumentellen Analysen gliedern sich in eine Okklusionsanalyse im teilweise oder volljustierbaren Artikulator, in graphische Analyseverfahren (intraoraler Pfeilwinkel, Pantographie, Stereographie, Axiographie) und in elektronische Analyseverfahren (Ultraschnittbilduntersuchung, Sonographie und Kinesiographie). Die Grundlagen und die Techniken der instrumentellen Funktionsanalysen wurden bereits abgehandelt. In vielen Fällen war die Technik zu aufwendig, so daß man sich auf bestimmte Verfahren beschränkte.

1 Die klinische Funktionsanalyse

Die Bedeutung der klinischen Funktionsanalyse bei Störungen im stomatognathen System wird weitgehend positiv beurteilt (157). Neben der praktischen Anwendung standardisierter Untersuchungsschemata in der täglichen Praxis (18, 35, 158, 200, 201, 311) ist die rein klinische Erfassung des Funktionszustandes des Kausystems Bestandteil zahlreicher Untersuchungen (10, 73, 77, 80–82, 123, 130, 137, 151, 182, 185, 198, 243, 244, 258, 298, 299, 302, 306, 308, 309, 312, 313, 315, 320, 323, 324, 357, 360).
Neben der typischen Alters- und Geschlechtsverteilung bei erwachsenen Patienten (80, 84, 130, 137, 151, 222, 298, 299, 306, 309, 312, 313, 320, 357) zeigten Untersuchungen auch bei Jugendlichen und Kindern krankhafte Befunde unterschiedlichen Ausmaßes (123, 258, 323, 324). In Übereinstimmung mit *Moser* (245) empfehlen diese Autoren deshalb bei Jugendlichen eine klinische Befundaufnahme.
Bei der rein klinischen Funktionsanalyse werden neben der Erhebung subjektiver Beschwerden folgende Untersuchungen durchgeführt:

- Tastbefund der Kau- und Kauhilfsmuskulatur,
- Messung der Mundöffnung (maximale Schneidekantendistanz, SKD),
- Bewegungsanalyse des Unterkiefers beim Öffnen und Schließen,
- Kiefergelenkbefund,
- Resilienztest nach *Gerber* (bei Bedarf),
- Okklusionsanalyse im Mund des Patienten.

Röntgenbilder der Zähne und der Kiefergelenke ergänzen die Untersuchung, sind aber nicht Bestandteil der klinischen Funktionsanalyse.

Auf den Zusammenhang zwischen Druckdolenz der Kaumuskulatur und Dysfunktionen im Bereich der Grundeinheiten des Regelkreises „Kausystem" (69) weisen zahlreiche Arbeiten hin.

Hier sei nur auf die Veröffentlichungen von *Eschler* (65–72), *Schwartz* (315), *Travell (357)*, *Hupfauf* (153), *Krogh-Poulsen* (200, 201), *Schulte* (310, 311) und *Gelb* (91) verwiesen.

Vor allem die Frühkontakte im Bereich der Okklusion führen zu druckdolenten Muskeln (26, 91, 200, 201, 236, 311). Es ist aber nicht möglich, exakt aus der Druckdolenz bestimmter Muskeln auf die Lokalisation der Fehlkontakte zu schließen (157).

Bei Dysfunktionen im Kausystem ist die maximale Mundöffnung meist eingeschränkt. Nach *Travell* (357) soll die maximale Schneidekantendistanz routinemäßig überprüft werden.

Eschler (70) und *Schwartz* (315) zeigten, daß am Anfang jeder funktionellen Kiefergelenkerkrankung ein pathologischer Bewegungsablauf steht. Diese Bewegungsinkoordination äußert sich in einer von der Mittellinie des Patienten abweichenden Öffnungs- und Schließbewegung des Unterkiefers.

Entsprechend den Bewegungsstörungen des Unterkiefers sind die Kondylenbewegungen ebenfalls inkoordiniert.

Während die Palpation der Kiefergelenke einen diagnostischen Hinweis gibt, ist die zeitliche Differenzierung von Gelenkgeräuschen nicht immer aussagekräftig (157).

Eine Erklärung des Gelenkknackens gibt *Pinkert* (263). Durch die Inkoordination der Kondylenbewegung wird die Verbindungsstelle des lateralen Kondylenpols mit dem Ligamentum temporomandibulare chronisch gereizt. Hier kommt es durch Reizung des Periosts zu einer Knochenneubildung, die die Exkursionen des Kondylus behindert. Bei einer Öffnungsbewegung des Unterkiefers „schnappt" das Ligamentum temporale über die knöcherne Auftreibung, was sich als Knacken äußert.

Die klinische Untersuchung kann durch den Resilienztest nach *Gerber* (97) ergänzt werden, der eine empirische Aussage über eine Kompression oder Distraktion im Kiefergelenk gibt.

Die Überprüfung der Okklusion und Artikulation im Mund des Patienten schließt die klinische Untersuchung ab.

Nach Ansicht mancher Autoren reicht die klinische Beurteilung von Frühkontakten im Mund des Patienten oder eine einfache Modellanalyse mit Situationsmodellen für die Okklusionsbewertung und Therapie aus (309). Die Mehrzahl ist jedoch der Meinung, daß die okklusale Beziehung im Rahmen einer instrumentellen Funktionsanalyse studiert werden sollte (157).

2 Die instrumentelle Funktionsanalyse

2.1 Der Artikulator

Grundlage der instrumentellen Okklusionsanalyse ist der Artikulator. Unter einem Artikulator versteht man ein mechanisches Gerät, das – ausgestattet mit künstlichen Kiefergelenken – dem Zahnarzt erlaubt, gewisse natürliche Okklusions- und Bewegungsrelationen unabhängig vom Patienten zu analysieren (51, 79, 213).

Ursprünglich diente er zum Fixieren von Arbeitsmodellen und als Konstruktionshilfe beim Aufbau von Okklusion und Artikulation prothetischer Arbeiten (213). Erstmals wurde von *Gariot* 1805 ein „Klipp-Klapp-Gerät" zur Fixierung von Arbeitsmodellen benutzt. 1858 konstruierte *Bonwill,* ausgehend von Messungen am mazerierten Schädel, seinen Mittelwertartikulator, und nach der Einführung eines Gesichtsbogens zur schädelbezüglichen Übertragung eines der beiden Kiefermodelle durch *Hayes* 1887 kam 1896 zum ersten Mal von *Walker* die Forderung nach der Übertragung einer individuellen Kondylenbahn auf den Artikulator (zit. nach *Lang,* 213).

Für die instrumentelle Gebißanalyse stehen teiljustierbare und volljustierbare Artikulatoren zur Verfügung (64).

Die teiljustierbaren Artikulatoren werden entweder über Positionsregistrate (9) oder durch die graphische Aufzeichnung der sagittalen Kondylenbahn (98) eingestellt. Die gebräuchlichsten teiljustierbaren Artikulatoren, die über Positionsregistrate eingestellt werden, sind der Whip-Mix-Artikulator, der Dentatus-Artikulator und der Sam-Artikulator. Sie werden auch als zweidimensionale Geräte bezeichnet (9). Weniger bekannt ist der KA7-Artikulator (178).

Als volljustierbare dreidimensionale Artikulatoren gelten der Stuart-Artikulator (349), der Denar-D-5-Artikulator (125), den es auch als teiljustierbaren Denar-Mark-II-Artikulator gibt (374), der Lee-Artikulator (37, 218) und der TMJ-Artikulator (248, 351). Diese Geräte werden durch Abfahren einer pantographischen Aufzeichnung (Denar-, Stuart-Artikulator, siehe Kap. VI, S. 75) oder über Plastikblöcke, in die mit zahnärztlichen Turbinen direkt am Patienten die Projektionsbahnen eingefräst werden (218), justiert. Der TMJ-Artikulator wird stereographisch eingestellt (244, 248, 351).

Ein einfacheres dreidimensionales Gerät ist der Masticator (364, 365). Der Condylator als teiljustierbares Gerät wird nach *Hampson* et al. (131) auch noch als dreidimensionales Gerät bezeichnet.

Voraussetzung für die Okklusionsanalyse im Artikulator ist die an den individuellen Gegebenheiten des Patienten orientierte Übertragung der Modelle beider Kiefer.
Über Umfang und Durchführung dieser Maßnahmen herrscht in der Literatur keine Einigkeit (43, 155, 157, 280, 342, 343, 345, 354, 371).

Die Montage der Kiefermodelle in einem teil- bzw. volljustierbaren Artikulator gliedert sich in folgende Schritte:

a) Scharnierachsen- bzw. gelenkbezügliche Montage eines der beiden Kiefermodelle mit Hilfe des Gesichtsbogens,
b) Kieferrelationsbestimmung und Montage des zweiten Kiefermodells sowie
c) Einstellung der individuellen Kondylenbahn.

2.1.1   Gesichtsbogenübertragung

Bei der Gesichtsbogenübertragung geht man von der Annahme aus, daß der Unterkiefer am Anfang der Mundöffnung eine Scharnierbewegung ausführt (9, 264–266, 268). Die Verlängerung dieser Scharnierachse nach außen liegt am Patienten im Gebiet des Ohrtragus. Die gedachten Austrittspunkte können durch eine individuelle Scharnierachsenbestimmung (46, 47, 76, 116, 214–217, 305, 329, 348) oder in einem statistisch ermittelten Abstand zum Ohrtragus (= arbiträrer Achsenpunkt) markiert werden (98, 154, 157, 191, 206, 292, 333, 334).

Mit dem Gesichtsbogen wird die Beziehung eines der beiden Kiefer zu dieser Achse festgehalten. Das entsprechende Kiefermodell kann so in der gleichen räumlichen Beziehung zur Artikulatorachse wie zur Scharnierachse des Kiefergelenks auf den Artikulator übertragen werden. Normalerweise wird der Oberkiefer scharnierachsenbezüglich montiert (9). Im Gerber-System wird der Unterkiefer gelenkbezüglich übertragen (98).
Um Fremdreflexe durch Rezeptoren im Bereich der Zähne und Parodontien auszuschalten, muß bei der Kieferrelationsbestimmung der Unterkiefer im Bereich der erwähnten Scharnierbewegung leicht geöffnet werden, damit Zahnkontakt ausgeschlossen ist. Wird nach erfolgte Montage des anderen Kiefermodells diese Öffnung im Artikulator rückgängig gemacht, so ändert sich die sagittale und laterale Beziehung beider Kiefer nicht. Durch die scharnierachsenbezügliche Montage der Modelle entspricht der Radius der Öffnungsbewegung am Patienten dem Radius der Öffnungsbewegung im Artikulator.

2.1.2 Kieferrelationsbestimmung

Die Beurteilung der Unterkieferlage steht bis heute noch immer im Brennpunkt der verschiedenen Diskussionen. Die Auffassung über die physiologisch richtige Unterkieferlage, der Festlegung und deren Übertragung auf den Artikulator ist nach *Reichenbach* und *Hagen* (281) von den Erkenntnissen der jeweiligen geschichtlichen Epochen abhängig. Sie wird weitgehend vom Verständnis der Anatomie und Physiologie des Kauorgans geprägt.

Über die Einstellung der Unterkieferlage werden folgende Meinungen vertreten:

- Der Unterkiefer ist in retraler Kontaktposition einzustellen (46, 47, 114–116, 216, 296, 348, 370).
- Die retrale Kontaktposition ist nur Referenzposition. Der Unterkiefer wird nach den Gegebenheiten des Patienten eingestellt (16, 17, 29, 30, 34, 42, 53, 83, 86, 88–91, 93, 94, 97, 98, 100, 108, 117, 118, 120, 152, 156, 157, 181, 188, 190, 205, 207, 208, 278, 279, 302, 333, 367, 369).
- Die Einstellung des Unterkiefers in retraler Kontaktposition wird verworfen (7, 103, 165, 168, 220, 234, 280, 319, 353, 354). Der Unterkiefer wird in habitueller Interkuspidation (23) oder mit Hilfe eines Elektrostimulationsgerätes (Myo-Monitor) eingestellt (165, 168).

Unterschiedliche Auffassungen herrschen auch über die Methode der Unterkieferlagebestimmung und deren Übertragung auf den Artikulator vor.

Ein Teil der Autoren bevorzugt bei der Festlegung der Unterkieferlage Wachsregistrate (Check-Bisse) (9, 22, 58, 127, 210, 216, 217, 224, 349). Diese Methode wird angegriffen, da sie unter Umständen zu Kondylenverlagerungen und Kompressions- bzw. Distraktionszuständen im Kiefergelenk führt (74, 86–88, 99, 149, 232).
Bei schwierigen Fällen wird daher die intraorale Pfeilwinkelregistrierung (siehe Kap. VI, S. 76) über ein Stützstiftsystem empfohlen (85–87, 89, 96, 163, 188, 209, 334, 340).
Die Überprüfung der Reproduzierbarkeit dieser Methode zeigte, daß sie im Bereich von Check-Bissen liegt (61, 79, 145, 148, 154, 295, 330). Nach *Payne* (262), *Gerber* (96) und *Sperr* (334, 335) entspricht die Pfeilspitze eher einer physiologischen Unterkieferlage, weil sie etwas vor der vom Zahnarzt maximal retrudierten Kontaktposition des Unterkiefers liegt. *Röhricht* (291) mißt dem geringen Unterschied aber keine Bedeutung zu.
Jankelson (165) empfiehlt zur Kieferrelationsbestimmung die Verwendung des Myo-Monitors. In einer Untersuchung mit 50 Probanden stellte er kinesiographisch fest, daß der Unterkiefer die retrudierte Kontaktposition weder beim

Schlucken noch beim Kauen einnimmt. Er ist der Meinung, daß die maximale Rücklage des Unterkiefers nicht physiologisch ist. Aus diesem Grund versucht er, mit Hilfe des Myo-Monitors den Unterkiefer neuromuskulär einzustellen.

2.1.3 Einstellung der individuellen Kondylenbahn

Die Einstellung der individuellen Kondylenbahn kann mit
- Positionsregistraten und
- über eine graphische Aufzeichnung der Kondylen- und Unterkieferbewegung erfolgen.

Bei der Einstellung der Kondylenbahn mit Positionsregistraten werden mit Wachs die Unterkieferpositionen in Vorschub- und Seitschubstellung festgehalten und auf den Artikulator übertragen. Da diese Positionen dem Ende der sagittalen und horizontalen Kondylenbahn entsprechen, ist diese als Verbindungslinie zwischen der Kondylenposition in der eingestellten Kieferrelation und der Position am Ende des Vor- bzw. Seitschubs im Artikulator fixiert.

Wird die Kondylenbahn extraoral graphisch aufgezeichnet, so kann sie ausgemessen und auf den Artikulator übertragen werden (98, 328).

Bei der pantographischen Justierung des Artikulators werden die beiden Gesichtsbögen, an denen die Schreibplatten mit der entsprechenden graphischen Aufzeichnung befestigt sind, nach dem Prinzip des Gesichtsbogens achsenbezüglich ausgerichtet und in dieser Stellung verschlüsselt. Wird die pantographische Apparatur mit dem Artikulator verbunden, so können die künstlichen Gelenke durch eine Rückprojektion der aufgezeichneten Bewegungsbahnen eingestellt werden (125, 349; siehe auch Kap. VI, S. 75).

2.2 Graphische Analyseverfahren im Rahmen der instrumentellen Funktionsanalyse

Die graphische Aufzeichnung der Grenzbewegungen dient zunächst zur Kieferrelationsbestimmung (intraoraler Pfeilwinkel) oder zur Einstellung von justierbaren Artikulatoren (graphische Aufzeichnung der sagittalen Kondylenbahn, Pantographie).

Aus der Art der Aufzeichnung sind aber auch diagnostische Rückschlüsse auf den Funktionszustand des stomatognathen Systems in seinem Grenzbereich möglich (79, 98). Im gesunden Zustand können die Grenzbewegungen des Unterkiefers ohne Führung des Zahnarztes reproduzierbar aufgezeichnet werden (9). Bei Myoarthropathien (neuromuskuläre Inkoordination des Kausystems mit Kiefergelenkbeschwerden) ist dies nicht möglich; die Aufzeichnungen sind unregelmäßig.

2.2.1 Intraoral aufgezeichneter Pfeilwinkel

Führt der Patient die ihm möglichen lateralen Grenzbewegungen (Laterotrusionen) des Unterkiefers und eine Vorschubbewegung (Protrusion) aus, so zeichnet sich die typische Figur des Pfeilwinkels auf (siehe Abb. 36). Die Schenkel des Pfeiles entsprechen den Laterotrusions-, der Schaft der Protrusionsbewegung. In der Pfeilspitze treffen sich die Bewegungsbahnen; die Spitze entspricht der muskulär erreichten maximalen Rücklage des Unterkiefers (retrudierte Kontaktposition, RKP).

Die Abweichungen der Protrusionsbahn von der Mitte, ein verkürzter Schenkel des Pfeiles sowie seine verkrampfte Aufzeichnung deuten auf eine Bewegungshemmung der Kondylen- und Unterkieferbewegung hin (79, 98, 186). Aus der Konfiguration der Pfeilspitze und dem Abstand zu dem habituellen Trefferfeld, das beim schnellen Öffnen und Schließen entsteht, kann auf die funktionelle Einstellung des Unterkiefers geschlossen werden. Die Diagnose des sogenannten „Doppelbisses" ist möglich (79, 85, 98, 152, 156, 236).

2.2.2 Graphische Aufzeichnung der sagittalen Kondylenbahn

Die Aufzeichnung der sagittalen Kondylenbahn kann ebenfalls diagnostisch beurteilt werden. Mit dem Transferbogen nach *Gerber* wird nur die Protrusion aufgezeichnet (98). Bei den „Quickanalyzern" (Quick-analyzer nach *Lee*, Mandibularmovement-indicator von TMJ) wird die protrusive durch laterotrusive Exkursionsbahnen des Unterkiefers ergänzt (328).

Die neueste Entwicklung auf diesem Gebiet stellt die Axiographie nach *Mack* dar. Bei diesem Verfahren wird aus der Kombination eines Quick-analyzers mit einer Meßuhr eine Raumkurve ermittelt, die diagnostisch beurteilt wird. Mit der Aufzeichnung kann auch ein teiljustierbarer Artikulator programmiert werden (328).

2.2.3 Pantographie

Bei der Pantographie werden die lateralen Grenzbewegungen und die Protrusionsbahn auf extraoral angebrachten Platten aufgezeichnet (siehe S. 78, Abb. 30, 31). Die Aufzeichnung kann diagnostisch beurteilt werden (9, 124, 126).

Für die Aufzeichnung auf den beiden anterioren Platten und der gelenknah angebrachten vertikalen Platte gelten die gleichen diagnostischen Beurteilungskriterien wie für den Pfeilwinkel und die Aufzeichnung der sagittalen Kondylenbahn. Auf der gelenknah angebrachten horizontalen Platte kann die Bennett-Bewegung und ein „Immediate side shift" (sofortige Seitverschiebung des Unterkiefers bei lateraler Exkursion, siehe S. 92, Abb. 39) beurteilt werden. Beide Bewegungen sind Gegenstand zahlreicher Untersuchungen (161, 184, 189, 212, 249, 304).

2.3   Elektronische Analysen

Das Ultraschallverfahren und die Kinesiographie wurden in der Übersicht der kinetischen Analysen schon erwähnt.

Eine Möglichkeit, okklusale Kontakte ohne störende extraorale Anschlüsse aufzuzeichnen, ist mit der Sonographie (4, 59) gegeben. Diese Methode zeichnet die Geräusche auf, die beim Zubeißen entstehen, und ist geeignet, Frühkontakte zu ermitteln.

Das Ultraschallverfahren (337, 338) zur Kiefergelenkdiagnostik hat sich nicht durchgesetzt. Die Sonographie läßt nur in beschränktem Umfang auf Frühkontakte im Okklusionsbereich schließen. Die Kinesiographie in Verbindung mit einem Elektrostimulationsgerät (Myo-Monitor, siehe S. 80, Abb. 32) zur Diagnose neuromuskulärer Störungen rückt daher in jüngster Zeit immer mehr in den Vordergrund (112, 132, 133, 166, 168, 187).

IV   Ziel der Untersuchungen

Die in der Literatur geteilten Ansichten über die Anatomie und Physiologie des stomatognathen Systems und die unterschiedliche Auffassung über die Bedeutung der einzelnen Funktionsanalyseverfahren sind der Anlaß, zunächst eine funktionell anatomische Analyse der Kondylen- und Unterkieferbewegung mit möglichst interferenzfreien Methoden durchzuführen.

Dabei soll geklärt werden, ob die Bewegungen durch knöcherne Strukturen und den Bandapparat der Kiefergelenke oder durch eine neuromuskuläre Führung gesteuert werden.

Zusätzlich wird untersucht, welche der gängigen Funktionsanalysen dem Bewegungsspektrum von Kondylus und Unterkiefer am ehesten entspricht.

Ein weiteres Ziel ist die Überprüfung des klinischen Aussagewerts der einzelnen Funktionsanalyseverfahren. Außerdem wird versucht, die Frage zu klären, wie die richtige Unterkieferrelation bestimmt werden soll, um dem in der Praxis tätigen Zahnarzt in einer Zeit völliger methodischer Verwirrung einen einfachen Arbeitshinweis geben zu können. Dieser soll auf den uns zur Zeit bekannten modernsten technischen Hilfsmitteln und auf statistisch ausreichenden exakten wissenschaftlichen Untersuchungen beruhen.

Zum Schluß soll der Anwendungsbereich des Myo-Monitors geprüft werden.

V   Untersuchungen zur funktionellen Anatomie und Physiologie des stomatognathen Systems

Bei Zahnlosen kann durch die Entfernung der Prothese oder durch deren Neuanfertigung in den Steuerungsmechanismus des Kausystems massiv eingegriffen werden. Bewegungsanalysen zur Klärung des Führungsmechanismus im Kiefergelenk sind bei diesen Patienten besonders aufschlußreich.

Da die Bewegungen beider Gelenke durch die starre Koppelung über die Mandibula (276) ausgeführt werden, sind interferenzfreie Untersuchungen der Kondylenbahn und der Unterkieferbewegung sinnvoll.

In unserer Studie untersuchten wir daher bei Totalprothesenträgern gelenknah die sagittale Kondylenbahn röntgenkinematographisch und gelenkfern die Bewegung des Unterkiefers kinesiographisch.

Außerdem wurde die sagittale Konylenbahn bei Vollbezahnten graphisch aufgezeichnet. Unter Verzicht zusätzlicher mechanischer Interferenzen und einer Gewichtsreduzierung der Aufzeichenapparatur sollte geklärt werden, ob mit graphischen Projektionsbahnen Aussagen über die Funktion des stomatognathen Systems gemacht werden können. Eine Gegenüberstellung von graphisch aufgezeichneten und röntgenkinematographisch ermittelten Kondylenbahnen soll zeigen, ob diese miteinander vergleichbar sind.

1   Methode

1.1   Probanden

Für unsere Untersuchungen standen uns 4 männliche und 7 weibliche Totalprothesenträger im Alter von 48–74 Jahren zur Verfügung. Bei den 6 Vollbezahnten im Alter von 19–34 Jahren waren zwei Probanden weiblich und vier männlich.

1.2   Beschreibung der Untersuchungsmethoden

1.2.1   Röntgenkinematographie

Wir verwendeten einen Röntgenbildverstärker der Firma Siemens (Typ Tridoros 4). Am stehenden Patienten wurde mit einem Einstellwinkel von 15° basal und 10°

lateral das rechte Kiefergelenk auf einem Fernsehmonitor dargestellt. Die Einstellung wurde bei Bedarf korrigiert. Durch die angegebenen Winkel wurde eine Überzeichnung der beiden Kondylen und eine zu starke Streustrahlung beim Strahlendurchgang durch die Schädelbasis vermieden. Dann wurden mit einer Ariflexkamera 35 mm (Bildgeschwindigkeit 24 Bd./sec) bei einer Aufnahmedauer von 4 sec die Kondylenbewegungen gefilmt. Belichtung und Strahlungsintensität wurden in Abhängigkeit vom Objekt automatisch eingestellt. Das Einschalten der Kamera und die Justierung der Röntgenröhre erfolgte ferngesteuert, ohne den Patienten zu beeinflussen.

Die entwickelten Filme wurden zuerst an einem Betrachtungsgerät mit 24 Bd./sec im Laufbild analysiert. Anschließend wurde anhand der Einzelbildauswertung die Kondylenbahn in dem von *Steinkraus-Maatz* beschriebenen Verfahren rekonstruiert (344).

1.2.2 Kinesiographie

Zur Aufzeichnung der Unterkieferbewegung wurde der Mandibularkinesiograph Modell K-5-R* benutzt. Dabei wird die Bewegung eines an den unteren Frontzähnen angebrachten Permanentmagneten (Abb. 2) aufgezeichnet. Zur Registrierung der Bewegung dient ein Sensorensystem, das dem Patienten mit Hilfe eines Brillengestells aufgesetzt ist (Abb. 3). Das Sensorensystem besteht aus 6 Magnetometern, die fest an ein 134 g schweres Aluminiumgestell (Abb. 3) montiert sind. Ein Magnetometer dient zur Kompensation des Erdmagnetfeldes, die 5 anderen (1 vertikaler, 2 laterale und 2 anterior-posteriore) dienen zur dreidimensionalen Registrierung der Bewegung des Unterkiefers. Durch die Bewegung des Unterkiefers ändert der Magnet seine Lage zu den Sensoren, deren Beziehung zum Schädel konstant ist. Die dadurch hervorgerufene Änderung der magnetischen Feldstärke wird von den Sensoren aufgenommen, im Kinesiographen intern verarbeitet und einem Zweistrahl-Speicheroszillographen zugeleitet. Durch eine entsprechende elektronische Schaltung und Verstärkung kann dann die Bewegung auf dem Schirm sichtbar gemacht und auf zwei vorwählbaren Ebenen zweidimensional dargestellt werden (Abb. 4). Außerdem kann die zeitliche Lageänderung des Unterkiefers in Ruhelage in die drei Raumvektoren zerlegt aufgezeichnet werden.

---

* Fa. Myo-Tronics Research, Inc., Seattle, Wash. USA.

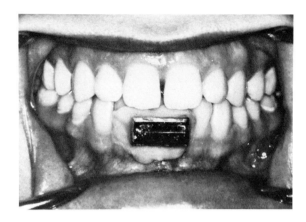

Abb. 2.   Permanentmagnet in situ

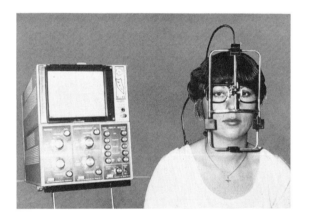

Abb. 3.   Mandibular-Kinesiograph nach Jankelson

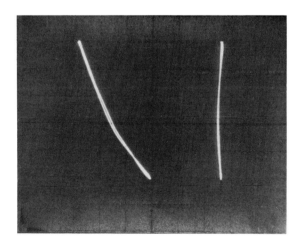

Abb. 4.   Aufzeichnungen einer normalen Öffnungsbewegung in der Sagittalebene (links) und Frontalebene (rechts) X-Ablenkung: 5 mm/Skt; Y-Ablenkung: 5 mm/Skt (Skt = Skalenteil)

Der von uns verwendete K-5-R-Kinesiograph besitzt externe Anschlüsse für die Verwertung und Speicherung anfallender Daten.

Das Gerät soll folgende Bedingungen erfüllen:

- kurze Justierzeit am Patienten (5 min),
- interferenzfreie Aufzeichnung, unbeeinflußt von Gewicht und mechanischen Haltevorrichtungen,
- keine Intrusion der Zähne durch mechanische Auflagen,
- keine mechanische Fixierung des Kopfes notwendig,
- Bewegungen des Kopfes im physiologischen Rahmen möglich,
- dreidimensionale Aufzeichnung der Unterkieferbewegung und deren Geschwindigkeit,
- lineare Aufzeichnung im Bereich der Okklusion ($\pm$ 3 mm anterior-posterior, $\pm$ 3 mm lateral, 7 mm kaudal) mit einer Genauigkeit von 0,1 mm,
- bis zu 50fache Verstärkung der Unterkieferbewegung.

1.2.2.1 Überprüfung der Meßgenauigkeit. Zuerst untersuchten wir den Einfluß des mehrmaligen Aufsetzens des Sensorensystems auf die Reproduzierbarkeit seiner Lagebeziehung zum Permanentmagneten. Wir justierten die Sensoreneinheit exakt nach Vorschrift (183). Hierbei stellt sich die Unterkieferlage als Punkt im Zentrum des Schirms für die jeweilige Ebene dar (Abb. 5). Dann setzten wir die Brille mit Sensorensystem 10mal auf und ab, ohne neu zu justieren. Das Aufsetzen erfolgte frei nach Gefühl des Patienten. Wie Abb. 6 zeigt, blieben wir nur viermal im Bereich von $\pm$ 1 mm Entfernung von der anfänglichen Justierung im Zentrum des Schirms.

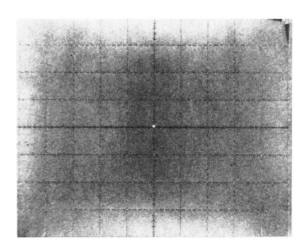

Abb. 5. Position des Kathodenstrahls im Zentrum des Schirms bei korrekter Justierung

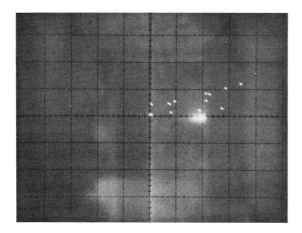

Abb. 6. Abweichungen vom Justierpunkt im Zentrum des Schirms nach 10 maligem freien Aufsetzen des Sensorensystems (X-Ablenkung: 1 mm/Skt; Y-Ablenkung: 1 mm/Skt)

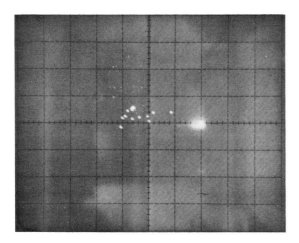

Abb. 7. Abweichungen vom Justierpunkt im Zentrum des Schirms nach 10 maligem Aufsetzen des Sensorensystems mit Hilfe eines Almore-Gesichtsbogens (X-Ablenkung: 1 mm/Skt; Y-Ablenkung: 1 mm/Skt)

Dann orientierten wir die Sensoreneinheit über Fixpunkte mit einem Almore-Gesichtsbogen und blieben bis auf zwei Meßergebnisse im Rahmen des Justierbereichs (Abb. 7).
Es zeigte sich, daß trotz Aufsetzen der Brille mit Fixpunkten immer eine Nachjustierung erforderlich ist.

Dann überprüften wir die systembedingte Verzeichnung des Gerätes. Hierzu montierten wir die Sensoreneinheit entsprechend der Lage am Patienten fest auf eine optische Bank. Somit war gewährleistet, daß das Erdmagnetfeld durch das entsprechende Magnetometer kompensiert werden konnte. Um Störungen des Magnetfeldes durch ferromagnetische Materialien auszuschalten, wurde der Permanentmagnet über einen 50 cm langen Kunststoffstab mit einer Mikrometerschraube, die eine Verschiebung in X-Y-Richtung erlaubte, verbunden. Die Verschiebung in Z-Richtung erfolgte auf der Aluminiumschiene der optischen Bank.

Diese systembedingte Verzeichnung des Gerätes untersuchten wir für alle drei Ebenen durch die Darstellung eines Rechteckes bzw. Quadrates. Über das Abfahren einer Grundlinie und der Darstellung einer geometrischen Figur sollte der für die Okklusion wichtige Nahbereich überprüft werden.

Die Änderungen der Qualität einer Aufzeichnung wurden in einem okklusionsfernen Bereich und durch die Aufzeichnung eines größeren Rechteckes, das dem Ausmaß einer normalen Mundöffnung entspricht, dargestellt.

Im Nahbereich ergibt eine auf der Grundlinie durchgeführte anteriore-posteriore Bewegung für die Sagittalebene eine konvex ausgeprägte Bahn von 0,05 mm Abweichung (Abb. 8). In der Horizontalebene ist keine Abweichung festzustellen (Abb. 9). Bei einer Lateralverschiebung ist für die Horizontalebene auf der Grundlinie keine Abweichung festzustellen, während die Abweichung auf der Frontalebene im Bereich von 0,05 mm liegt.

Ein auf der Sagittal- und Frontalebene dargestelltes Rechteck ist im Nahbereich 0,1 mm bzw. 0,2 mm verschoben. Auf der Horizontalebene entspricht das Quadrat der realen Verschiebung (Abb. 9).

In dem für die Okklusion nicht mehr so bedeutenden Bereich sind die Abweichungen größer. In der Sagittalebene verschiebt sich das Rechteck mit einer Abweichung von 0,4 mm nach posterior, in der Frontalebene weicht eine Kante des Rechtecks um 0,2 mm ab (Abb. 8). Auf der Horizontalebene wird das Quadrat mit einer maximalen Abweichung von 0,2 mm tonnenförmig.

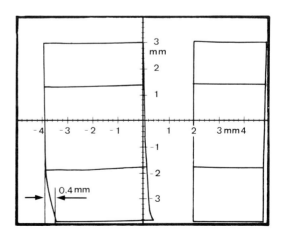

Abb. 8. Darstellung eines Rechtecks von 4,0 × 6,8 mm in der Sagittalebene (links) und eines Rechtecks von 3,0 × 6,8 mm in der Frontalebene (rechts)

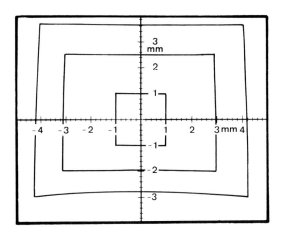

Abb. 9. Darstellung eines Quadrats 2,0 × 2,0 mm, eines Rechtecks 6,0 × 4,0 mm und eines Rechtecks 8,0 × 6,6 mm in der Horizontalebene

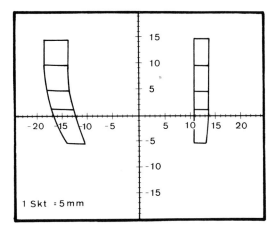

Abb. 10. Darstellung einer sagittalen Verschiebung um 5 mm (links) und 3 mm lateral in der Frontalebene (rechts) bei variabler vertikaler Änderung

Die Verschiebung wird besonders für die Sagittalebene deutlicher, wenn ein Rechteck im Bereich einer normalen Mundöffnung aufgezeichnet wird (Abb. 10). Einen Eindruck, wie die Qualität der Aufzeichnung bei weiteren Exkursionen durch die beschriebene Verzeichnung beeinträchtigt wird, geben die Abb. 11 b, c und 12. Die graphische Aufzeichnung eines intraoralen Pfeilwinkels entspricht einem gleichzeitig kinesiographisch registrierten Pfeilwinkel (Abb. 11 b, c). Trotz vergrößerter Aufzeichnung ist die Qualität der kinesiographischen Darstellung besser.

Die Abbildung 12 zeigt die Aufzeichnung einer Mundöffnungs- und Schließbewegung in frontaler und sagittaler Ebene. Die gestrichelten Kurven entsprechen der Aufzeichnung auf dem Schirm. Die durchgezogenen Linien stellen die über Kor-

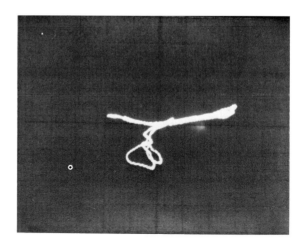

Abb. 11 a. Kinesiographische Aufzeichnung des Pfeilwinkels unter Zahnführung

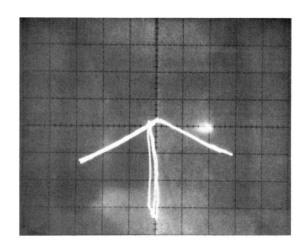

Abb. 11 b. Kinesiographische Aufzeichnung des Pfeilwinkels unter Stützstiftführung

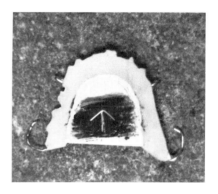

Abb. 11 c. Simultane graphische Registrierung

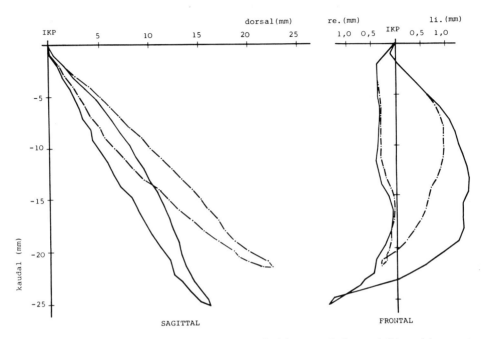

Abb. 12. Vergleich der kinesiographischen Aufzeichnung mit der nach Linearisierungstabellen (Sparks et al., 331) korrigierten realen Unterkieferbewegung (—— reale Kurve, —·—·—kinesiographisch aufgezeichnete Kurve)

rekturtabellen ermittelten realen Bewegungen dar (331). Man sieht, daß die Aufzeichnung in der Vertikalen verkleinert, in der Sagittalen vergrößert wird. Die Qualität der Aufzeichnung ist nicht verändert, wohl aber die Quantität.

1.2.3   Graphische Analyse der Kondylenbahn

Die graphische Analyse der Kondylenbahn wurde mit einem modifizierten Almore-Bogen (Abb. 13) durchgeführt.

Bei allen Probanden bestimmten wir die terminale Scharnierachse. Zur Aufzeichnung wurde der Gesichtsbogen an paraokklusalen Schienen aus Dural befestigt. Der Querbalken des Bogens war zur Bipupillarlinie, zur Schädelfrontalebene, die Seitenarme über die Spitzen der Schreibstifte auf die Scharnierachsenpunkte ausgerichtet. Die Flaggen eines Kopfbogens nach *Stuart* dienten als vertikale Schreibplattenträger. Die Projektion der entsprechenden Bewegungsbahn wurde auf eine mit einem mm-Raster versehene Klarsichtfolie für jedes Kiefergelenk und für jede Bewegung einzeln aufgezeichnet. Ein auf den Flaggen aufgeklebtes und zur Cam-

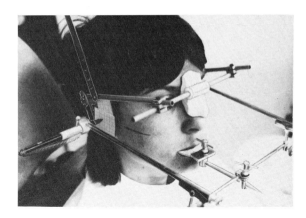

Abb. 13. Modifizierter Almore-Übertragungsbogen und Schreibplattenträger am Patienten

per'schen Ebene parallelisiertes Millimeterpapier ermöglichte eine reproduzierbare Ausrichtung der Folien für die jeweilige Bewegung. Durch Übereinanderlegen der Folien konnte man somit die zahngeführten mit den stützstiftgeführten Bahnen direkt vergleichen (75).

1.3 Untersuchungsgang

1.3.1 Röntgenkinematographische Analyse der Kondylenbahn

Aus Gründen des Strahlenschutzes wurde die röntgenkinematographische Analyse nur bei 6 Patienten durchgeführt. Bei 2 Probanden lagen Kiefergelenkbeschwerden vor. Die Versuchspersonen erhielten zwei Totalprothesen. Die Kieferrelationsbestimmung erfolgte einmal mit der sogenannten „Handbißnahme" (= einfache Kieferrelationsbestimmung mit Wachswällen) und einmal durch die kombinierte extraorale und intraorale Registrierung nach *Gerber* (98). In Anlehnung an Untersuchungen von *Kühl* und *Roßbach* (207) wurden die Prothesen so hergestellt, daß ihre Basen identisch waren (344). Somit war gewährleistet, daß die Empfindungen im Bereich der von den Prothesen bedeckten Schleimhaut die gleichen waren.

In zwei Versuchsreihen wurden nach einer jeweils dreiwöchigen Tragezeit der Prothesen folgende Bewegungen röntgenkinematographisch analysiert:

- schnelles Öffnen und Schließen mit kurzfristigen Okklusionskontakten (tapping = „Oralschnattern"),
- unbelastete Öffnungsbewegung,
- unbelastete Schließbewegung,
- Protrusion unter Zahnkontakt,

- Medio- und Laterotrusion unter Zahnkontakt,
- m-Phonation,
- Lippe mit der Zungenspitze befeuchten und locker aufeinanderlegen,
- „th"-Phonation.

Bei 4 Probanden wurden die Kondylen beim Sprechen, Abbeißen eines Brötchens und anschließendem Kauen gefilmt. Diese Bahnen wurden einmal untereinander, und dann Kondylenbahnen Vollbezahnter aus einer Untersuchung von *Puff* und *Krause* (275) gegenübergestellt (Tab. 1).

Tab. 1. Kondylenbahn Vollbezahnter (nach Puff).

Art der Bewegung	1. Versuchsperson	2. Versuchsperson	3. Versuchsperson	4. Versuchsperson	5. Versuchsperson
Öffnungsbewegung	/	／	／	／	／
Schließbewegung (unbelastet)	／	／	／		
Schließbewegung (belastet)	(	＿	／		
Nussknacken	ı	ı	ı		
Sprechen			)	⌒	

1.3.2 Kinesiographische Analyse der Unterkieferbewegung

Wie bei der röntgenkinematographischen Analyse der Kondylenbahn wurde eine unbelastete Öffnungs- und Schließbewegung in der Frontal- und Sagittalebene aufgezeichnet. Da die Geschwindigkeit einer Bewegung Rückschlüsse auf eine Steuerung im stomatognathen System geben kann (111, 131, 132, 187), wurde diese in Kombination mit einer Aufzeichnung der Mundöffnungs- und Schließbewegung in der Frontalebene dargestellt. Nach den Untersuchungen von *H.* und *C. Göpfert* (104, 106) war zu erwarten, daß die kinesiographische Registrierung der Ruhelage des Unterkiefers den Einfluß prothetischer Maßnahmen deutlich macht.

Folgende Einstellungen wurden benutzt:

- Aufzeichnung der unbelasteten Öffnungs- und Schließbewegung in der Frontal- und Sagittalebene mit 5 mm/Skt* (Photo 1),
- Aufzeichnung der Geschwindigkeit mit einer horizontalen Ablenkung von 100 mm/sec/Skt in Abhängigkeit zur vertikalen Änderung einer Mundöffnungs- und Schließ- bzw. Kaubewegung bei 5 mm/Skt; gleichzeitig frontale Aufzeichnung der Bewegung mit horizontaler Ablenkung von 1 mm/Skt und 5 mm/Skt vertikal (Photo 2),
- Aufzeichnung der Ruhelage des Unterkiefers mit 1 mm/Skt und Zeitablenkung von 1 sec/Skt (Photo 3).

Diese Aufzeichnungen erfolgten entsprechend der röntgenkinematographischen Analyse bei allen 11 Probanden mit und ohne Prothesen.

Um den Einfluß einer Neuversorgung mit totalen Prothesen darzustellen, wurde bei 3 Patienten eine Aufzeichnung mit alter und, nach einer dreiwöchigen Tragezeit, mit neuer Prothese vorgenommen.

1.3.3 Graphische Analyse der Kondylenbahn Vollbezahnter

Um die graphische Aufzeichnung der Kondylenbahn den röntgenkinematographischen gegenüberstellen zu können, versuchten wir, im wesentlichen die gleichen Bewegungen wie bei der oben beschriebenen röntgenkinematographischen Analyse auszuführen. Aus technischen Gründen waren nur folgende Bewegungen möglich:

- unbelastete Öffnungsbewegung,
- Protrusions- und Retrusionsbewegung unter Zahnkontakt,
- Medio- und Laterotrusion unter Zahnkontakt,
- Sprechen,
- belastete Bewegung (Beißen auf Spiegelgriff).

Da es mit der beschriebenen Methode nicht möglich ist, von einem Brötchen abzubeißen und dies zu kauen, wurde versucht, den Abbeißvorgang zu simulieren. Danach wurde, ohne den Almore-Bogen zu entfernen, ein Stützstiftsystem (98) im Mund des Patienten eingegliedert und die Aufzeichnung bis auf das Sprechen und Beißen wiederholt.

Die Projektionsbahnen wurden mit und ohne Stützstiftführung analysiert. Anschließend stellten wir sie den in Tabelle 1 dargestellten Kondylenbahnen Vollbezahnter gegenüber.

---

* Skt = Skalenteil (auch auf den folgenden Seiten).

1.4   Methodenkritik

1.4.1 Röntgenkinematographie

Durch die Röntgenkinematographie ist es möglich, unbeeinflußt von mechanischen Vorrichtungen die Bewegung der Kondylen direkt zu analysieren. In Übereinstimmung mit vielen Autoren (40, 60, 139, 140, 150, 194, 272, 275, 276, 301) sind wir der Meinung, daß mit der Röntgenkinematographie eine bestimmte Aussage über funktionelle Bewegungsabläufe möglich ist. Dynamische Vorgänge können nur mit einer dynamischen Registriermethode beurteilt werden. Statische Röntgenbilder, wie sie von manchen Autoren vorgetragen werden (205, 233, 340, 376), beschreiben nur eine Standfunktion im Kiefergelenk. Untersuchungen zur Gelenkmechanik anderer menschlicher Gelenke haben bewiesen, daß mit Standbildern keine Aussage über den Bewegungsablauf in einem Gelenk gemacht werden können (273, 274). Durch das Überzeichnen der einzelnen Situationen ist die Röntgenkinematographie gegenüber der statischen Methode sehr viel exakter (150). Die projektionstechnische Verzeichnung liegt im Rahmen üblicher Kiefergelenkaufnahmen und fällt durch ein spezielles Auswerteverfahren (344) nicht ins Gewicht. Wegen der kurzen Aufnahmedauer (0,2 sec) führt eine Stellungsänderung des Kopfes nicht zu Projektionsfehlern (150).

Im Gegensatz zu *Hossner* (150) führten wir unsere Untersuchungen nicht am liegenden, sondern am stehenden Patienten durch, da nur beim aufrecht stehenden oder sitzenden Patienten die Ruhelage des Unterkiefers eingenommen werden kann (79).

1.4.2 Kinesiographie

Die mangelnde Reproduzierbarkeit beim mehrmaligen Aufsetzen des Sensorensystems mag zum einen daran liegen, daß bei allen Probanden immer das gleiche Brillengestell verwendet wurde. Verschiebungen durch die unterschiedliche motorische Aktivität der mimischen Muskulatur, wie z. B. der Mm. procerus, corrugator supercilii, auricularis ant. und post., sind ebenfalls zu berücksichtigen (277). Wir schlossen daher bei der Auswahl der Probanden Patienten mit motorischer Hyperaktivität der erwähnten mimischen Muskeln aus. Um den Sitz der Brille zu verbessern, wurde das Brillengestell an den entsprechenden Stellen mit Silicon unterfüttert. Bei mehrmaligem Aufsetzen wurde die Justierung immer wieder neu überprüft und korrigiert.

Bock et al. (20) überprüften mit einer einfachen mechanischen Versuchsanordnung die Genauigkeit des Kinesiographen. Dieser Messung schlossen sie einen klinischen Versuch an 3 Probanden an und stellten beim Kopfnicken und Verdrehen des Kopfes um 90° erhebliche Veränderungen und Abweichungen von der Nullinie fest. Sie kamen zu der Überzeugung, daß mit dem Kinesiographen eine qualitative und quantitative Auswertung der Aufzeichnung von Unterkieferbewegungen nicht möglich ist.

Linearitätsmessungen von *Sparks* (331) und *Jankelson* (170) zeigen jedoch, daß die metrische Genauigkeit im Bereich der Okklusion bei genauer Einhaltung der Justiervorschrift ± 0,2 mm beträgt. Sie weisen darauf hin, daß bei der Aufzeichnung der Patient entspannt und ruhig sitzen muß. Er darf weder den Kopf neigen oder drehen. Für extreme Bewegungen außerhalb des Okklusionsbereiches, die verzeichnet registriert werden, geben sie zur Korrektur entsprechende Tabellen an.

Unsere Ergebnisse der Meßgenauigkeit bestätigen die Angaben von *Jankelson* (166, 170) und *Sparks* (331), obwohl diese zu einer noch größeren Genauigkeit kamen. Dies kann darauf zurückzuführen sein, daß sie zur Verschiebung des Magneten computergesteuerte Schrittmotoren verwendeten, während wir die Verschiebung von Hand durchführten. Unter klinischen Bedingungen wird die Justierung der Sensoreneinheit jedoch von Hand und nur unter Sichtkontrolle auf dem Schirm vorgenommen. Die mit Schrittmotoren erzielte theoretische Genauigkeit ist daher nicht ohne weiteres auf die Aufzeichnung am Patienten übertragbar.

Die Untersuchungsergebnisse von *Bock* et al. (20) lassen sich mit den unsrigen nicht vergleichen. So war bei ihnen die Sensoreneinheit horizontal ausgerichtet. Da das Erdmagnetfeld nur kompensiert werden kann, wenn die Sensoreneinheit senkrecht zur Erdoberfläche ausgerichtet ist, waren störende Einflüsse nicht ausgeschlossen. Die Aufzeichnungen wurden in einer Entfernung von mehreren Zentimetern von der der Okklusion entsprechenden Grundlinie durchgeführt. So erfolgte unter anderem die Messung 2,5 cm dorsal der Grundlinie. Dieser Bereich ist klinisch uninteressant, da es nicht möglich ist, den Unterkiefer aus der Okklusionsstellung heraus 2,5 cm zurückzuziehen.

Nur bei der vertikalen Verschiebung des Magneten auf der justierten Grundlinie um je 1 cm bei einer Einstellung von 5 mm/Skt sind die Meßergebnisse von *Bock* et al. mit den unsrigen vergleichbar. Hier zeigten sich Übereinstimmungen mit unseren Daten: beim Verschieben um 1 cm ergaben sich Abweichungen von 0,1 mm, beim Verschieben von 3 cm Abweichungen von 0,2 mm.

Geht man davon aus, daß bei 4–5 mm Vorschub je nach Patient die Kanten-Kantenstellung der Frontzähne und bei einer lateralen Verschiebung um 3 mm die Arbeitsstellung der Seitenzähne erreicht ist, so ist die qualitative und quantitative Genauigkeit des Gerätes im Bereich der Okklusion gewährleistet. Bei größeren Exkursionen und Öffnungsbewegungen des Unterkiefers ist eine metrische Auswertung nur noch mit einer entsprechenden Korrektur möglich.

Berücksichtigt man, daß die Röntgenkinematographie ebenfalls mit einer gewissen projektionsbedingten Verzeichnung arbeitet und die graphische Aufzeichnung der Kondylenbahn unter Umständen bis zur völligen Umkehr verprojiziert wird (75), so ist die Kinesiographie zur funktionellen Analyse der interferenzfreien Unterkieferbewegung ohne weiteres zu verwenden. Die Aussage von *Bock* et al. (20) über die mangelhafte Eignung des Gerätes kann nicht geteilt werden, da neben methodischen Fehlern die Messungen in einem Bereich durchgeführt wurden, der weder für die Okklusion noch für die Funktion relevant ist.

1.4.3   Graphische Analyse der Kondylenbahn

Trotz der Reduzierung des Gewichtes und dem weitgehenden Verzicht auf mechanische Hilfsteile war das System eigenstabil. Durch die Verwendung von Dural war die Schiene leicht und verwindungssteif. Die starre Verbindung der Schiene an den Zähnen und die Verwendung eines stabilen Kopfbogens, der an den Auflagestellen (Nasenrücken, Schreibplatten) mit Silicon unterfüttert wurde, verhinderte die Verlagerung des Aufzeichensystems bei Bewegungen des Patienten. Der Druck der Schreibstifte war durch die Verwendung einer langhubigen Feder (siehe Abb. 13) so gering, daß die Seitenarme des Almore-Bogens bei Laterotrusionsbewegungen nicht ausgelenkt wurden. Die Reproduzierbarkeit wurde durch fünfmaliges wiederholtes Aufzeichnen einer Grenzbewegung überprüft.
Da die Schreibspitzen auf die Scharnierachse ausgerichtet waren, wurden die Justiervorschriften von *Clayton* et al. (44, 45) und *Ott* (256) erfüllt.

2   Ergebnisse

2.1   Röntgenkinematographische Analyse der Kondylenbahn von Totalprothesenträgern

2.1.1   Laufbildanalyse der Kondylenbewegung

Bei allen Patienten ist die Kondylenbewegung variabel und ändert sich entsprechend der Funktion. Charakteristische Unterschiede zwischen den Kondylenbahnen der einzelnen Patienten lassen sich im Laufbild nicht feststellen.

Unbelastete Bewegungen wie Öffnen und Schließen ergeben stets eine nach kaudal konvexe Bahn. Länge und Krümmung der Bahnen variieren; bei manchen Bewegungen flachen sie sich ab und werden gestreckt. Bei weiter Mundöffnung ist die Kondylenbahn am umfangreichsten. Ein konstanter Krümmungsradius oder eine andere geometrische Abhängigkeit ist bei keiner Bewegung zu erkennen.

Beim Sprechen steht der Kondylus tiefer als in Okklusionsstellung. Die Exkursionen sind gering. Man hat den Eindruck, daß er dabei kleine Rotationsbewegungen in sich selber ausführt.

Unter Belastung (Abbeißen, Kauen) verliert sich die Krümmung. Der Kondylus geht fast senkrecht in Richtung Grube. Am Ende eines Abbeißvorgangs stoppt der Kondylus plötzlich, ohne seine Ursprungslage zu erreichen.

2.1.2 Einzelbildauswertung

Die Rekonstruktion der Kondylenbahn aus Einzelbildern bestätigt den Eindruck, der bei der Laufbildanalyse entstand. Die Kondylenbahnen haben bei allen Patienten die gleiche funktionsabhängige Ausprägung.

Vergleicht man die korrespondierenden Kondylenbahnen der vier Patienten ohne Kiefergelenkbeschwerden nach wechselseitiger Eingliederung der beiden Prothesen, ergeben sich keine nachweisbaren Unterschiede. Bei Patienten mit Kiefergelenkbeschwerden werden jedoch Unterschiede deutlich.

Anhand der Einzelbildauswertung je einer Patientin ohne und einer mit Kiefergelenkbeschwerden soll der Verlauf unbelasteter Kondylenbahnen dargestellt werden.

2.1.2.1. Patienten ohne Kiefergelenkbeschwerden, unbelastete Kondylenbahn (Tab. 2). Mit der Prothese nach „Handbißnahme" beschreibt der Kondylus beim „Oralschnattern", Öffnen und Schließen ohne Belastung und Vorschub eine leicht gebogene Bahn, deren Konvexität nach kaudal gerichtet ist. Die Länge der Bahn ist verschieden. Eine ähnliche, nur kürzere, ergibt der Seitschub nach rechts. Unter Seitschub nach links befindet sich der rechte Kondylus auf einer geraden, nach vorn unten gerichteten Bahn. Während der m-Phonation, der Befeuchtung der Lippen mit der Zunge und lockerem Aufeinanderlegen sowie der „th"-Phonation ist das Kiefergelenkköpfchen etwas aus der Grube herausgetreten. Es bewegt sich auf einer kurzen, dem initialen Teil der Öffnungsbewegung entsprechenden Bahn. Die einzelnen Bahnen differieren kaum.

Die kondylären Bewegungsbahnen sind mit der Prothese nach *Gerber* von der ersten Versuchsreihe nicht deutlich zu unterscheiden.

Tab. 2. Bewegungsbahn des Kondylus einer Patientin ohne Kiefergelenkbeschwerden.

Name: L., Luise	Geschlecht: weibl.			Alter: 49	
mit Prothese					
Oralschnattern Handbiß	Gerber	Öffnungsbewegung Handbiß	Gerber	Schließbewegung Handbiß	Gerber
Vorschubbewegung Handbiß	Gerber	Seitschubbewegung rechts Handbiß	Gerber	Seitschubbewegung links Handbiß	Gerber
m-Phonation Handbiß	Gerber	Lippen befeuchten u. locker aufeinanderlegen - Handbiß	Gerber	‚th'-Phonation Handbiß	Gerber
ohne Prothese					
Öffnungsbewegung Handbiß	Gerber	Schließbewegung unbelastet Handbiß	Gerber	m-Phonation Handbiß	Gerber
Lippen befeuchten u. locker aufeinanderlegen - Handbiß	Gerber	‚th'-Phonation Handbiß	Gerber		

2.1.2.2. Patienten mit Kiefergelenkbeschwerden, unbelastete Kondylenbahn (Tab. 3).
Die Kondylenbahnen einzelner Bewegungen haben die gleiche charakteristische Ausprägung wie bei der Patientin ohne Kiefergelenkbeschwerden.
Vergleicht man die Kondylenbahnen mit eingegliederter Prothese nach ,,Handbißnahme" mit einer solchen nach *Gerber,* wird folgender Unterschied deutlich: bei gleichbleibender Form sind die Kondylenbahnen mit Prothese nach *Gerber* – bezogen auf die Horizontale – deutlich steiler.

Tab. 3. Bewegungsbahnen des Kondylus einer Patientin mit Kiefergelenkbeschwerden.

Name: S., Erika	Geschlecht: weibl.		Alter: 74		
mit Prothese					
Oralschnattern Handbiß	Gerber	Öffnungsbewegung Handbiß	Gerber	Schließbewegung Handbiß	Gerber
Vorschubbewegung Handbiß	Gerber	Seitschubbewegung rechts Handbiß	Gerber	Seitschubbewegung links Handbiß	Gerber
m-Phonation Handbiß	Gerber	Lippen befeuchten u. locker aufeinanderlegen - Handbiß	Gerber	‚th'-Phonation Handbiß	Gerber
ohne Prothese					
Öffnungsbewegung Handbiß	Gerber	Schließbewegung Handbiß	Gerber	m-Phonation Handbiß	Gerber
Lippen befeuchten u. locker aufeinanderlegen - Handbiß	Gerber	‚th'-Phonation Handbiß	Gerber		

2.1.2.3 Kondylenbahnen ohne Prothese (Tab. 2 und 3). Deutliche Differenzen im Bahnverlauf ergaben sich nach Entfernen der Prothese. Ohne Prothese ist die Kondylenbahn völlig verändert. Bei Mundöffnung wird sie fast gerade, leicht nach frontal abfallend und endet mit einer kleinen Aufwärtsbewegung. Während des Schließens steigt sie gerade und leicht nach dorsal an. Diese Veränderungen der Kondylenbahn sind typisch und bei allen Versuchspersonen festzustellen. Die Patientin mit Kiefergelenkbeschwerden zeigte die Unterschiede im Grad der Steilheit nicht mehr so deutlich.

Tab. 4.　Kondylenbahn von Totalprothesenträgern beim Kauen und Sprechen.

Brötchen abbeißen und kauen				
Handbiß	✓	✓	✓	✓
GERBER	✓	✓	✓	✓
Sprechen				
Handbiß	╱	╱	╱	╱
GERBER	╱	╱	╱	╱
ohne Prothese (Handbiß)				

2.1.2.4 Kondylenbahn beim Kauen und Sprechen (Tab. 4).　Die Kondylenbahnen der vier Probanden, die zusätzlich während dem Sprechen, Abbeißen eines Brötchens und anschließendem Kauen gefilmt wurden, sind in Tabelle 4 zusammengefaßt.

Die kurze Bahn beim Sprechen ist dem bei der Laufbildanalyse sichtbar gewordenen Schwebezustand entsprechend kurz und flach. Unterschiede unter den einzelnen Patienten sind nicht festzustellen.

Wird der Mund geöffnet, um ein Brötchen abzubeißen, so entspricht die Kondylenbahn dem Verlauf einer unbelasteten Öffnungsbewegung. Im Moment des Abbeißens ändert sich die Bahn. Der Kondylus tritt auf einer kurzen Geraden steil nach oben, ohne den Ausgangspunkt der Öffnungsbahn zu erreichen.

Der erwähnte Unterschied zwischen Probanden ohne und mit Kiefergelenkbeschwerden wird wieder deutlich. Zwei Patienten zeigen beim Kauen nach Eingliedern der Gerber-Prothese wieder steilere Kondylenbahnen.

2.2　Kinesiographische Analyse der Unterkieferbewegung

2.2.1　Öffnungs- und Schließbewegung in der Sagittal- und Frontalebene

Die Öffnungsbewegung stellt sich in der Sagittalebene als bogenförmige Bahn dar (Abb. 14 links). Normalerweise decken sich Öffnungs- und Schließbahn oder differieren nur geringfügig (siehe Abb. 4). Bei Störungen im stomatognathen System (schlecht sitzende Prothesen, neuromuskuläre Inkoordination der Schließbewegung) sind die Bahnen voneinander verschieden (Abb. 14).

Die frontale Aufzeichnung zeigt in der Regel eine gerade, kaum differierende Öffnungs- und Schließbahn (siehe Abb. 4 rechts). Im funktionsgestörten Kausy-

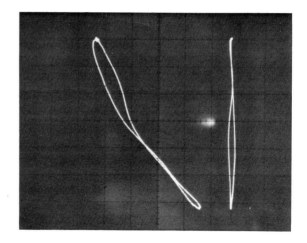

Abb. 14. Darstellung einer
Unterkieferöffnungs- und
Schließbewegung in der Sagittal-
(li.) und Frontalebene (re.) eines
Patienten mit neuromuskulärer
Inkoordination (X-Ablenkung:
5 mm/Skt; Y-Ablenkung:
5 mm/Skt)

stem sind Mittellinienverlagerungen oder inkoordinierte Öffnungs- und Schließ-
kurven festzustellen (Abb. 14).
Die Auswertung ergibt, daß bei 8 Probanden normale, bei 3 Probanden von der
Norm abweichende Aufzeichnungen festzustellen sind.

2.2.2 Geschwindigkeitsanalyse in Abhängigkeit zur vertikalen Änderung einer Mundöffnungs- und Schließbewegung

Die Abbildungen 15 a und b zeigen das Geschwindigkeitsdiagramm einer langsamen und schnellen Mundöffnungs- ($V_{ö}$) und Schließbewegung (V_s) in Abhängigkeit zur vertikalen Auslenkung nach kaudal (S_k). Rechts davon sind die entsprechenden Exkursionen des Unterkiefers in der Frontalebene dargestellt. Die innere
Kurve entspricht einer langsamen, die äußere einer schnellen Bewegung.
Bei beiden beschleunigt der Unterkiefer aus der Okklusion (IKP) heraus und hat
bei einer vertikalen Auslenkung von 8 mm bzw. 10 mm die maximale Geschwindigkeit der Mundöffnung erreicht. Dann geht die Geschwindigkeit zurück und ist
am Ende der Öffnung gleich Null. Bis zur Hälfte der Schließphase beschleunigt der
Unterkiefer wieder, wird anschließend langsamer und stoppt im Bereich der Okklusion.
Bei 7 Patienten ändert sich die Geschwindigkeit in allen Bewegungsphasen kontinuierlich; die Kurve ist dementsprechend glatt (Abb. 15 a und b, Tab. 5).
Bei 4 Patienten variiert die Geschwindigkeit während der Aufzeichnung stark, was
sich in einer unregelmäßigen Geschwindigkeitskurve äußert. In zwei Fällen brem-
ste der Unterkiefer ca. 4 mm vor der Interkuspidationsstellung abrupt ab
(Abb. 16).

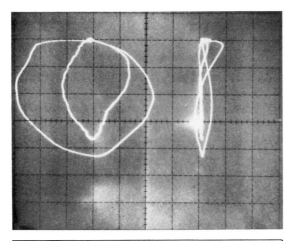

Abb. 15a und b. Normales Geschwindigkeitsdiagramm einer langsamen und schnellen Öffnungs- bzw. Schließbewegung des Unterkiefers (Erklärung siehe Text)

a) Originalaufzeichnung

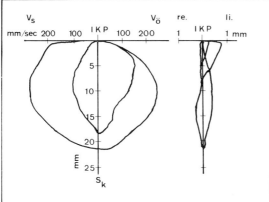
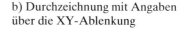

b) Durchzeichnung mit Angaben über die XY-Ablenkung

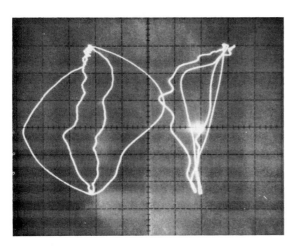

Abb. 16. Geschwindigkeitsdiagramm einer inkoordinierten Öffnungs- und Schließbewegung des Unterkiefers aufgrund einer mangelhaften Okklusion (XY-Ablenkung wie bei Abb. 15a, b)

Tab. 5. Kinesiographische Analyse der Unterkieferbewegung, Ausgangsbefund.

	VP1	VP2	VP3	VP4	VP5	VP6	VP7	VP8	VP9	VP10	VP11
Öffnungs- und Schließbewegung											
sagittal	−	+	+	−	+	+	+	+	+	−	+
frontal	−	+	+	−	+	+	+	+	+	−	+
Geschwindigkeit	−	+	+	−	+	+	−	+	+	−	+
bremst vor IKP	ja	nein	nein	nein	nein	nein	nein	nein	nein	ja	nein
frontal	−	+	−	+	−	+	−	+	+	−	+
Ruhelage des Unterkiefers	−	−	−	+	−	+	+	−	+	−	+

+ = gut   − = schlecht

Durch Vergrößern der lateralen Dimension sind Abweichungen von der Mittellinie beim Mundöffnen und Schließen in der Frontalebene besser darstellbar. Die Auswertung ergab für 6 Probanden geringe Abweichungen. Bei 5 Probanden zeigte die Aufzeichnung einen inkoordinierten Bewegungsablauf (Abb. 16, Tab. 5).

2.2.3 Geschwindigkeitsanalyse beim Kauen (Abb. 17 a–c)

Die Geschwindigkeitsanalyse einzelner Kauzyklen ergibt, daß der Unterkiefer vor dem Abbeißen beschleunigt (Abb. 17b, A). Dann trifft er auf die Nahrung und die Geschwindigkeit geht zurück (B). Anschließend beschleunigt er wieder, bremst in einem deutlichen Abstand zur Okklusion ab (C) und beginnt den eigentlichen Kauvorgang (D, Abb. 17a, b).
Am Anfang der Mahlbewegung ist nur bei der Mundöffnung der Geschwindigkeitsablauf kontinuierlich. Vor dem Kontakt mit der Nahrung und beim Zerkleinern ändert er sich laufend. Die Kauzyklen enden nie in Okklusion, nähern sich ihr aber immer mehr.

Die frontale Aufzeichnung der Bewegungsbahnen zeigt, daß beim Kauen zunächst eine Seite bevorzugt wird (17a, b). Am Ende des Kauvorgangs werden die lateralen Exkursionen geringer und verschwinden fast ganz (Abb. 17c). Die Geschwindigkeit nimmt nun auch beim Schließen zu und ändert kontinuierlich ihren Verlauf. Nur in der Nähe der Okklusion sind noch stärkere Änderungen in ihrem Verlauf vorhanden. Am Ende des Kauvorgangs ist die Okklusionsstellung erreicht (Abb. 17c). Der Unterkiefer stützt sich ab, um den Speisebolus zu schlucken.

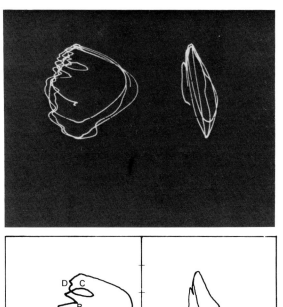

a

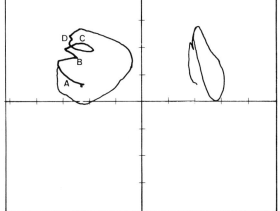

b

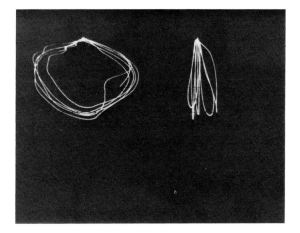

c

Abb. 17. Geschwindigkeitsdiagramm beim Kauen (Frontalebene: X-Ablenkung: 5 mm/Skt; Y-Ablenkung: 5 mm/Skt; Geschwindigkeit: XY-Ablenkung wie bei Abb. 15 a, b).
a) Beginn des Kauakts (Originalaufzeichnung); b) Durchzeichnung des Abbeißvorgangs (Erklärung siehe Text); c) Ende des Kauakts (Originalaufzeichnung)

2.2.4 Darstellung der Ruhelage des Unterkiefers

Zur Darstellung der Ruhelage des Unterkiefers werden die Änderungen aller drei Dimensionen zeitlich dargestellt. Bei einer stabilen Ruhelage zeichnen sich in mehreren Durchläufen drei Linien auf (Abb. 18). Schwankungen innerhalb der einzelnen Linien im Bereich von 0,25 mm sind physiologisch (169). Die obere Linie repräsentiert die vertikale, die mittlere die anteriore-posteriore und die untere die laterale Dimension.
Bei einer instabilen Ruheschwebelage sind die Linien innerhalb eines Durchlaufs deutlichen Schwankungen unterworfen. Einzelne Durchläufe decken sich nicht mehr (Abb. 19).

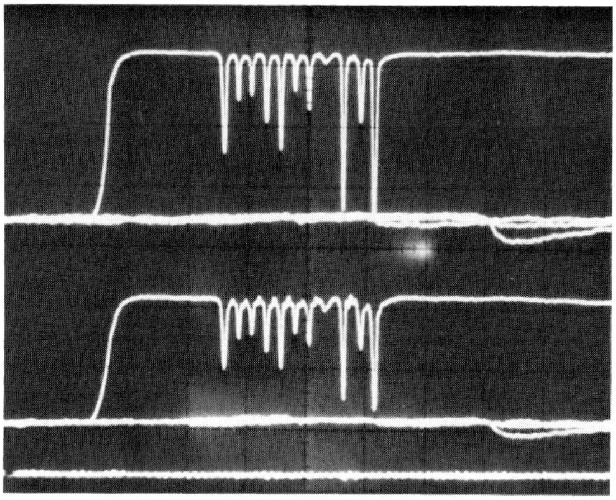

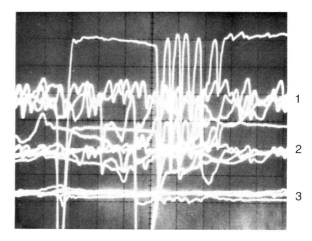

Abb. 18. Stabile Ruhelage des Unterkiefers mit korrektem „free way space". Aufzeichnung in Zeitablenkung von 1 sec/Skt und 1 mm/Skt in allen drei Dimensionen (1 vertikale Dimension, 2 sagittale Dimension, 3 laterale Dimension)

Abb. 19. Instabile Ruhelage des Unterkiefers trotz korrektem „free way space" bei neuromuskulärer Inkoordination. Erklärung siehe Text und Abb. 18 (Zeitablenkung: 1 sec/Skt; 1 mm/Skt für alle 3 Dimensionen)

Ein Ausschlag nach oben entspricht je nach Dimension einer kranialen, anterioren und rechtslateralen Bewegung des Unterkiefers. Ausschläge nach unten zeigen die Gegenrichtung an. Wird der Patient aufgefordert, mit den Zähnen zu klappern und dann die maximale Interkuspidation (IKP) einzunehmen, werden zunächst die Klapperbewegungen und dann die Positionsänderung des Unterkiefers in Richtung Interkuspidationsstellung aufgezeichnet (Abb. 18, rechter Teil).

Die Auswertung der Aufzeichnung ergibt in 5 Fällen eine stabile Ruhelage (Abb. 18), in 6 Fällen ist sie großen Schwankungen unterworfen (Abb. 19, Tab. 5).

2.2.5 *Aufzeichnung ohne Prothesen (Tab. 6)*

Die Öffnungs- und Schließbewegungen in der Sagittalebene sind in 7 Fällen deutlich verschieden. Der Verlauf entspricht nicht dem einer normalen Aufzeichnung. In der Frontalebene ergeben sich bei 2 Probanden Abweichungen von der Mittellinie und inkoordinierte Öffnungs- und Schließbewegungen (Tab. 6).

Tab. 6. Kinesiographische Analyse der Unterkieferbewegung ohne Prothese.

	VP1	VP2	VP3	VP4	VP5	VP6	VP7	VP8	VP9	VP10	VP11
Öffnungs- und Schließbewegung											
sagittal	–	–	–	+	–	+	∅	–	–	+	–
frontal	–	–	+	+	+	+	∅	+	+	+	+
Geschwindigkeit	–	–	–	–	–	–	∅	–	+	+	+
bremst vor IKP	ja	ja	nein	nein	ja	nein	∅	nein	nein	nein	nein
stark inkoordiniert	ja	ja	ja	ja	ja	ja	∅	ja	ja	ja	ja
frontal	–	–	–	–	–	–	∅	–	–	–	+
Ruhelage des Unterkiefers	–	–	–	–	–	–	∅	–	–	–	+

+ = gut   – = schlecht   ∅ nicht durchgeführt

Unabhängig vom Funktionszustand des stomatognathen Systems schwankt die Geschwindigkeit bei langsamer Bewegung laufend. Der Verlauf der Kurve ist im Gegensatz zu einer schnellen Bewegung unruhig. Am Beginn jeder Mundöffnung beschleunigt der Unterkiefer kaum. Nach einer bestimmten vertikalen Auslenkung

wird der Bewegungsablauf wieder flüssig (Abb. 20). Markiert man zuvor die Interkuspidationsstellung, so fällt auf, daß die Geschwindigkeit in diesem Bereich an-
steigt. Bei einer schnellen Bewegung schießt der Unterkiefer über die Grundlinie
hinaus (Abb. 20, 21). Manchmal bremst er davor ab (Abb. 21).

Von einem Fall abgesehen (Abb. 22) war bei allen Probanden die Ruhelage des
Unterkiefers instabil. Die einzelnen Dimensionen der Unterkieferlage sind bei der
Registrierung nicht mehr voneinander zu trennen (Abb. 23).

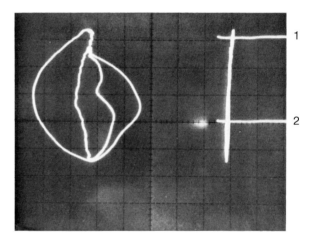

Abb. 20. Geschwindigkeitsdiagramm einer Unterkiefer-
öffnungs- und Schließbewegung
ohne Prothese. Mit 1 und 2
ist die IKP in vertikaler und
sagittaler Dimension markiert
(X-Ablenkung: 100 mm/sec
bzw. 1 mm/Skt; Y-Ablenkung:
5 mm/Skt)

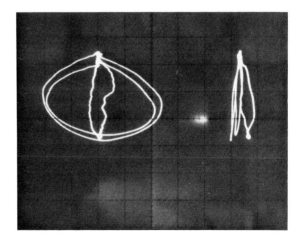

Abb. 21. Geschwindigkeitsdiagramm bei mehrmaligem
Öffnen und Schließen. Erklärung siehe Text (X-Ablen-
kung: 100 mm/sec, bzw.
1 mm/Skt; Y-Ablenkung:
5 mm/Skt)

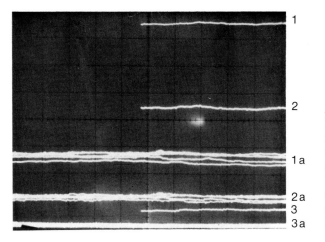

Abb. 22. Relativ stabile Ruhelage des Unterkiefers nach Entfernung der OK-Totalprothese (Zeitablenkung: 1 sec/Skt, 1 mm/Skt in allen 3 Dimensionen); 1–3 stellt die IKP dar, bei 1 a–3 a ist der Unterkiefer in Ruhelage

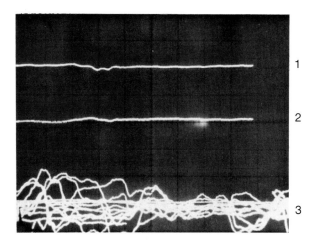

Abb. 23. Völlig inkoordinierte Ruhelage nach Entfernung der Prothese, Aufzeichnung wie Abb. 22

2.2.6 Bewegungsbahn mit alter und neuer Prothese (Tab. 7)

In einem Fall sind alle Aufzeichnungen mit neuer Prothese verbessert.
Bei 2 Probanden blieben sie in der Sagittal- und Frontalebene unverändert. Das Geschwindigkeitsdiagramm des einen Probanden zeigte einen flüssigeren Bewegungsablauf, während sich die Ruhelage nicht veränderte. Die Ruhelage des Unterkiefers war bei dem anderen Probanden mit neuer Prothese stabil, das Geschwindigkeitsdiagramm unverändert.

Tab. 7. Kinesiographische Analyse der Unterkieferbewegung mit Gerber-Prothese im Vergleich zum Ausgangsbefund.

	VP 1	VP 2	VP 3	VP 4	VP 5	VP 6	VP 7	VP 8	VP 9	VP 10	VP 11
Öffnungs- und Schließbewegung											
sagittal	+	∅	±	∅	∅	∅	±	∅	∅	∅	∅
frontal	+	∅	±	∅	∅	∅	±	∅	∅	∅	∅
Geschwindigkeit	+	∅	±	∅	∅	∅	+	∅	∅	∅	∅
bremst vor IKP	nein	∅	nein	∅	∅	∅	nein	∅	∅	∅	∅
frontal	+	∅	±	∅	∅	∅	+	∅	∅	∅	∅
Ruhelage des Unterkiefers	+	∅	+	∅	∅	∅	±	∅	∅	∅	∅

+ = besser als mit alter Prothese   ± = kein Unterschied   − = schlechter   ∅ nicht erhoben

2.3   Graphische Analyse der Kondylenbahn Vollbezahnter

2.3.1   *Unbelastete Öffnungsbahn (Tab. 8a)*

Die Projektionsbahn ist bei allen Probanden ausgeprägt gekrümmt und nach oben offen. Sie ist die längste aller registrierten Bewegungsbahnen. Die Kurven ohne eingegliedertes Stützstiftsystem sind bei 5 Probanden steiler und nicht reproduzierbar. Bei einem Probanden ist die Projektionsbahn eines Kondylus mit eingegliedertem Stützstiftsystem steiler. Auf dieser Seite war die Stützzone verändert.

Tab. 8. Originalaufzeichnung einer unbelasteten Öffnungsbahn (a), beim Sprechen (b) und bei einer belasteten Schließbahn (c).

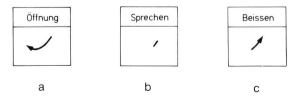

a   b   c

2.3.2 Protrusions- und Retrusionsbahn (Tab. 9a–d)

Die aufgezeichneten Bahnen sind ebenfalls gekrümmt und nach oben offen. Vergleicht man die zahngeführten und stützstiftgeführten Bahnen, so stimmen vier überein (Tab. 9b). Bei vier Aufzeichnungen sind die Bahnen unter Stützstiftführung zwar gleich steil, aber nicht so gekrümmt wie die zahngeführten Bahnen (Tab. 9c). In drei Fällen sind die stützstiftgeführten Bahnen deutlich flacher als die zahngeführten (Tab. 9d). Bei einem Probanden ist auf der Seite der veränderten Stützzone die zahngeführte Aufzeichnung flacher.

Tab. 9. Originalaufzeichnung der Pro- und Retrusionsbahn (a) und deren Varianten im Vergleich (b–d).

2.3.3 Mediotrusionsbahn (Tab. 10a–c)

Der beschriebene Bahnverlauf der Protrusions- bzw. Retrusionsbahn ist auch bei der Mediotrusionsbahn zu erkennen. Im Vergleich dazu ist er jedoch steiler (Tab. 10a). Der Vergleich stützstiftgeführter Bahnen mit zahngeführten zeigt, daß vier Bahnen identisch sind (Tab. 10b). Sieben der zahngeführten Mediotrusionsbahnen sind steiler (Tab. 10c). Die Mediotrusionsbahn des Probanden mit veränderter Stützzone ist wieder unter Stützstiftführung steiler.

Tab. 10. Originalaufzeichnung der Mediotrusionsbahn (a) und deren Varianten im Vergleich (b, c).

2.3.4 Laterotrusionsbahn (Tab. 11 a–d)

Die Laterotrusionsbahn zeichnet sich als eine nach hinten verlaufende Linie auf. Sie ist im Gegensatz zu einer entsprechenden röntgenkinematographischen Aufzeichnung (siehe Tab. 1) nach unten offen. Steigt sie dabei nur nach hinten an, so projiziert sie sich als Surtrusion (Tab. 11 a). Fällt sie am Ende wieder ab, so entspricht sie einer Detrusion (Tab. 11 b). Dreimal sind die Bahnen identisch (Tab. 11 c). Mit Ausnahme des Probanden mit einer neuromuskulären Inkoordination sind alle stützstiftgeführten Bahnen flacher (Tab. 11 d).

Tab. 11. Originalaufzeichnung der Laterotrusionsbahn (a, b) und deren Varianten im Vergleich (c, d).

2.3.5 Sprechen und belastete Bewegung (Tab. 8 b, c)

Beim Sprechen ist die graphische Projektion bei allen Probanden eine kurze, gerade nach vorn geneigte Linie (Tab. 8 b).
Läßt man die Probanden auf einen Spiegelgriff beißen, so verläßt bei allen die Projektionsbahn der Kondylen die unbelastete Öffnungsbahn und steigt steiler nach oben. Der Ausgangspunkt der Öffnungsbahn wird nicht erreicht (Tab. 8 c). Röntgenkinematographische Aufzeichnungen zeigen dagegen eine fast senkrecht nach oben steigende Aufzeichnung (siehe Tab. 1).

2.4 Zusammenfassung der Ergebnisse

Unsere kinetischen Analysen ergeben keinen Anhaltspunkt auf eine Knochen- oder Bandführung im Kiefergelenk. Der Verlauf der Kondylenbahnen weist eindeutig auf eine neuromuskuläre Führung hin.

Unbelastet beschreiben diese eine nach kaudal konvexe Bahn. Ein Krümmungsradius oder eine andere geometrische Abhängigkeit ist nicht feststellbar.
Das Abbremsen des Kondylus beim Abbeißen zeigt, daß er durch die Neuromotorik des Kausystems daran gehindert wird, unter Druck in die Pfanne zu stoßen. Das

Abbremsen ist röntgenkinematographisch und auch in der extraoralen graphischen Projektion sichtbar. Unter Kaubelastung werden die Gelenke somit nicht druckbelastet. Die Kondylen bewegen sich funktionsabhängig und werden dabei weder durch eine Band-, noch durch eine Knochenführung eingeschränkt.
Dieser Vorgang wird entsprechend der starren Koppelung beider Kondylen durch die Unterkieferspange auch in der kinesiographischen Analyse der Unterkieferbewegung deutlich. Das Geschwindigkeitsdiagramm zeigt, daß der Unterkiefer nach dem Abbeißen in einem deutlichen Abstand zur Okklusion stoppt. Die Geschwindigkeitsanalyse des Kauaktes unterstreicht den neuromuskulären Führungsmechanismus im stomatognathen System. Der Unterkiefer vermeidet beim Zerkleinern reflektorisch Okklusionskontakte und stützt sich erst beim Schlucken des Speisebolus in Okklusion ab.

Graphische Analysen der Kondylenbahn lassen wegen den mechanischen Interferenzen und der projektionstechnischen Verzeichnung nur bedingt Rückschlüsse auf den neuromuskulären Steuerungsmechanismus der Kondylenbewegung zu.

VI Untersuchungen zur Aussagekraft einzelner Funktionsanalysen

Unsere kinetischen Analysen zur Anatomie und Physiologie des stomatognathen Systems haben ergeben, daß die Steuerung der Kondylen- und Unterkieferbewegung neuromuskulär erfolgt. Es wird deutlich, daß interferenzfreie Analysen am ehesten in der Lage sind, den reflektorischen Steuerungsmechanismus darzustellen.

Die Anwendung der beschriebenen Methoden ist für den routinemäßigen Einsatz zu aufwendig. Außerdem kann die Röntgenkinematographie aus Gründen des Strahlenschutzes nur begrenzt angewendet werden.
Die klinische Erfahrung zeigt, daß aber auch andere Analysemethoden über den Zustand des Kauorgans Auskunft geben können (157).
Neben der rein klinischen Erfassung pathologischer Befunde nehmen extraorale graphische Analysen der Grenzbewegungen einen großen Raum in der Diagnostik funktioneller Störungen ein. Als starres System mit präziser mechanischer Führung in den künstlichen Kiefergelenken ist der Artikulator bei der Okklusionsanalyse ein unentbehrliches Hilfsinstrument.

Die positive Erfahrung mit diesen nicht interferenzfreien Methoden ist Anlaß zu untersuchen, wie dies mit den Ergebnissen des ersten Teils unserer- Arbeit in Einklang zu bringen ist. An einem größeren Patientenkollektiv soll die Aussage der einzelnen Verfahren untersucht und ihre Indikation überprüft werden. Durch die Anwendung möglichst aller Untersuchungstechniken am gleichen Patienten sollen widersprüchliche Aussagen aufgeklärt und Gemeinsamkeiten herausgestellt werden.

Mit der Kinesiographie ist es auch möglich, interferenzfrei die Unterkieferposition im Bereich der Okklusion metrisch zu erfassen. Mit dieser Technik sollen die einzelnen Referenzpositionen zur Kieferrelationsbestimmung (maximale Interkuspidation, IKP, maximal retrudierte Kontaktposition, RKP und Myozentrik = vom Myo-Monitor induzierte Lage des Unterkiefers) und deren Relation zueinander untersucht werden.

Die Wirkung des Myo-Monitors wird mit der kinesiographischen Geschwindigkeitsanalyse und der Darstellung der Ruhelage des Unterkiefers analysiert. Diese Auswertung kann nach den Erfahrungen unserer Untersuchung zur funktionellen

Anatomie des stomatognathen Systems die neuromuskuläre Koordination bzw. Inkoordination ohne weiteres darstellen.

1   Methode

1.1   Probanden

Unsere Untersuchungen wurden an 80 Patienten durchgeführt. Bei manchen Patienten erhielten wir durch die Überprüfung von umfangreichen Behandlungsmaßnahmen (Progenieoperation, orale Rehabilitation) zusätzlich Zweit- und Drittbefunde. Mit der Einbeziehung dieser Befunde lagen unserer Untersuchung insgesamt 132 Auswertungen der verschiedensten Funktionszustände im stomatognathen System vor.

Unser Untersuchungskollektiv setzte sich aus 58 Frauen (72,5%) und 22 Männern (27,5%) im Alter von 16–78 Jahren zusammen (Tab. 12a, b). Fast alle gaben subjektive Beschwerden an. Für die Gruppe der 23–40jährigen lag ein Altersgipfel vor (n = 34, Tab. 12a).

Tab. 12a.   Altersverteilung, n = 80. 1<22 Jahre, 2 22–40 Jahre, 3 40–60 Jahre, 4 > 60 Jahre.

Tab. 12b.   Geschlechtsverteilung, n = 80. 1 weiblich, 2 männlich.

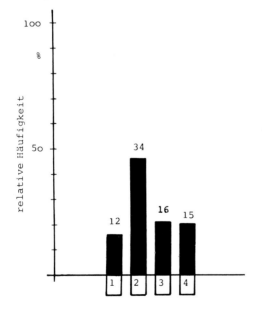

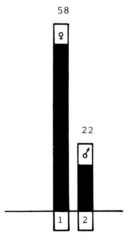

Die einzelnen Funktionsanalysen wurden in der Mehrzahl wegen Störungen im Kausystem erhoben. Bei einem Teil der Patienten erfolgte eine Funktionsanalyse vor Neuanfertigung umfangreichen Zahnersatzes und zur Planung von Progenie-operationen. Die Nachkontrolle dieser Behandlungsmaßnahmen ergab zusätzliche Befunde.

1.2 Beschreibung der Untersuchungsmethoden

Der Funktionszustand des Kausystems wurde mit einem nach *Krogh-Poulsen* modifizierten Untersuchungsschema (203) erfaßt. Instrumentell kamen folgende Analyseverfahren zur Anwendung:

- Okklusionsanalyse im teil- bzw. volljustierbaren Artikulator,
- intraoral aufgezeichneter Pfeilwinkel,
- Pantographie,
- Kinesiographie.

Da die Anwendung aller beschriebenen Untersuchungsverfahren wegen des großen Aufwands nicht jedem Patienten zugemutet werden konnte, enthielt der Gesamtbefund nicht immer die Ergebnisse sämtlicher Funktionsanalysen.

1.3 Beschreibung der verschiedenen Funktionsanalyseverfahren

1.3.1 Klinische Funktionsanalyse

Das Untersuchungsschema enthält in Anlehnung an das Befundblatt der Arbeitsgemeinschaft Funktionsanalyse in der Deutschen Gesellschaft für Zahn-, Mund- und Kieferheilkunde (18) neben einer exakten Anamnese wesentliche Teile des Suchverfahrens nach *Krogh-Poulsen* (200, 201, 203) und der Funktionsdiagnostik nach *Schulte* (311) sowie den Resilienztest nach *Gerber* (97). Von diesem Befundbogen wurden die Angaben über subjektive Beschwerden, Tastbefunde der Kau- und Kauhilfsmuskulatur, der Betrag der maximalen Schneidekantendistanz (SKD), die Abweichung der Mittellinie beim Öffnen und Schließen des Unterkiefers (MLV), der Kiefergelenkbefund und der Resilienztest nach *Gerber* für unsere Untersuchungen verwendet.

1.3.2 Okklusionsanalyse im Artikulator

Die Okklusionsanalyse erfolgte im teiljustierbaren bzw. volljustierbaren Artikulator. Als teiljustierbare Artikulatoren wurde der Condylator, der Dentatus- und

Sam-Artikulator, als volljustierbare der Denar D5- und Stuart-Artikulator (Modell 73) verwendet (siehe S. 33ff.).

Ein Gesichtsbogen, dessen Enden auf die vor dem Ohrtragus auf der Haut markierten Rotationszentren der beiden Kiefergelenke und einen dritten Referenzpunkt (Dentatus, Sam) oder zur Camper'schen Ebene orientiert sind (Abb. 24), diente zur Scharnierachsen- bzw. gelenkbezüglichen Montage eines der beiden Modelle.

Die Kieferrelationsbestimmung und die Montage des anderen Kiefermodells (Abb. 25) erfolgte über die Aufzeichnung des Pfeilwinkels nach den Angaben von *Gerber* (98).

Je nach Art des Artikulators stellten wir die künstlichen Gelenke entsprechend den am Patienten ermittelten Werten der Kondylenbewegung ein.

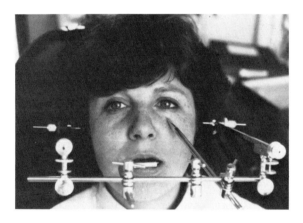

Abb. 24.   Gesichtsbogen am Patienten

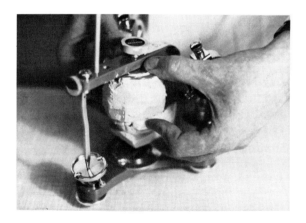

Abb. 25.   Eingipsen des Unterkiefermodells mit Gipsschlüssel nach intraoraler Pfeilwinkelregistration

Der Sam- und Dentatus-Artikulator wurde über Positionsregistrate, der Condylator über die graphische Aufzeichnung der sagittalen Kondylenbahn justiert (siehe
S. 36). Die Programmierung des Denar D5- und Stuart-Artikulators erfolgte über
die pantographische Aufzeichnung (siehe S. 36) der Unterkiefer- und Kondylenbewegung. Nachdem zuvor am Patienten die beiden Gesichtsbögen scharnierachsenbezüglich verschlüsselt worden waren (siehe Abb. 31), wurde der Pantograph
nach dem Prinzip des Gesichtsbogens mit dem Artikulator verbunden (Abb. 26).

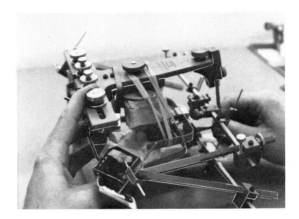

Abb. 26. Dreidimensionale
Justierung des Stuart-Artikulators mittels Pantographie

Bei der Justierung werden die künstlichen Gelenke des Artikulators so lange dreidimensional verstellt, bis die Schreibstifte den aufgezeichneten Projektionsbahnen
exakt folgen. Um die individuelle Krümmung der sagittalen Kondylenbahn und der
Bennett-Bewegung einfacher einstellen zu können, sind in beiden Systemen aus-
wechselbare Gelenkeinsätze, die individuell beschliffen werden können (Abb. 27),
vorhanden (55, 125, 349).

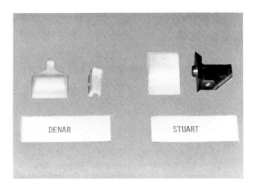

Abb. 27. Individuelle Gelenkbahn-
einsätze

Wir beurteilten die Stellung der Zähne in Okklusion und bei Exkursionsbewegungen entsprechend den Grenzbewegungen des Patienten.

Einzelne okklusale Kontakte, die den Unterkiefer von der eingestellten physiologischen Unterkieferlage ablenkten, wurden als zentrische Vorkontakte bezeichnet, Störkontakte bei Exkursionen auf der Arbeitsseite als Arbeitskontakte und auf der Nichtarbeitsseite als Balancekontakte.

Die Markierung dieser Punkte erfolgte mit der GHM-Okklusionsprüffolie*. Die Abweichung von der physiologischen Unterkieferlage durch zentrische Vorkontakte wurde bei nichtarretierten künstlichen Artikulatorengelenken mit den Parametern: Abweichung lateral und Abweichung sagittal (sagittal/vertikal) dreidimensional ausgewertet. Die Beurteilung wurde in zehn Fällen in einem teiljustierbaren Artikulator, in 52 Fällen im volljustierbaren Artikulator durchgeführt.

1.3.3 Die Aufzeichnung des Pfeilwinkels

Die Aufzeichnung des Pfeilwinkels (siehe S. 37) erfolgte mit einem intraoralen Stützstiftsystem (98). Aus Kaltpolymerisat wurden auf Arbeitsmodellen vom Ober- und Unterkiefer für den Oberkiefer eine Gaumenplatte, in deren Zentrum entsprechend den Vorschriften von *Gerber* ein herausdrehbarer Stützstift angebracht war, für den Unterkiefer eine mit Klammern versehene Pelotte zur Aufnahme der Schreibplatte hergestellt (Abb. 28).

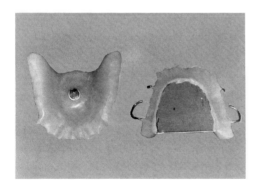

Abb. 28. Registrierplatten nach Gerber (98)

Die beiden Teile wurden dem Patienten eingegliedert und angepaßt. Zur Aufzeichnung färbten wir die Platte im Unterkiefer mit Farbkreide an. Dann wurde der Patient aufgefordert, die ihm möglichen lateralen Grenzbewegungen und eine Vorschubbewegung auszuüben.

---

* Fa. Gebr. Hanel-Medizinal, D-7440 Nürtingen.

1.3.4 Pantographie

Bei der pantographischen Aufzeichnung werden mit zwei Gesichtsbögen die Projektionsbahnen vom Unterkiefer und den beiden Kondylen auf zwei anterioren horizontalen und vier gelenknahen Schreibplatten (2 vertikale, 2 horizontale) aufgezeichnet. Die Gesichtsbögen sind über eine Art Abdrucklöffel an beiden Kiefern starr befestigt. Sie dienen gleichzeitig als intraorales Stützstiftsystem zu einer von der bestehenden Okklusion unabhängigen Aufzeichnung der Grenzbewegungen. Im Gegensatz zu dem oben genannten Stützstiftsystem nach *Gerber* ist im Unterkieferlöffel zentral eine Schraube und im Oberkieferteil eine konvexe Führungsfläche angebracht (Abb. 29).

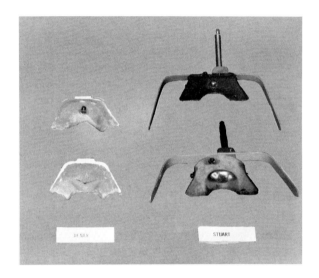

Abb. 29. Stützstiftsystem zur Pantographie mit Führungsschraube in der Unterkieferreferenzplatte (Stuart) bzw. im individuellen Unterkieferlöffel (Denar)

Beim Denar-Pantographen sind alle Schreibplatten am Unterkiefer-, die Schreibspitzen am Oberkieferbogen befestigt (Abb. 30). Der Stuart-Pantograph hat nur die beiden vorderen Platten am Unterkieferbogen. Die gelenknah angebrachten Platten sind mit dem Oberkieferbogen verbunden (Abb. 31).
Zur Denar-Pantographie verwendeten wir die empfohlenen Schreibplättchen (55, 349). Bei der Stuart-Pantographie klebten wir Klebeetiketten auf die Schreibplatten und zeichneten mit GHM-Okklusionsprüffolie auf, um die Aufzeichnung zur Auswertung besser konservieren zu können.
Um eine pantographische Aufzeichnung der Grenzbewegung zu erhalten, führt der Patient die gleichen Bewegungen wie zur Aufzeichnung des Pfeilwinkels aus (siehe S. 37).

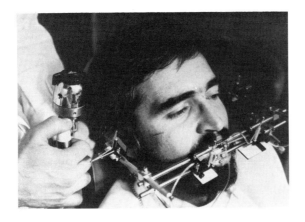

Abb. 30.   Denar-Pantograph in situ

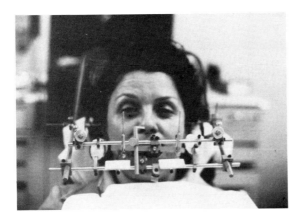

Abb. 31.   Stuart-Pantograph in situ

1.3.5   Kinesiographie

Die Kinesiographie ist im wesentlichen schon beschrieben worden (siehe S. 41). Die kinesiographische Aufzeichnung der Unterkieferbewegung kann auch zur Diagnose von Funktionsstörungen im Kausystem verwendet werden (183).

Grundlage dieser Funktionsanalyse ist der von der Firma Myo-Tronics zu beziehende Befundbogen MKG Analysis-Form A*. In einer Folge von 8 Aufzeichnungen werden verschiedene Funktionszustände des stomatognathen Systems photographisch festgehalten. Die Photographien können anschließend ausgewertet werden.

---

* Myo-Tronics Research, Inc. 1404 Medical and Dental Building. Seattle, Washington 98101.

Photo 1*. Die Registrierung einer Mundöffnungs- und Schließbewegung gibt einen ersten Anhaltspunkt für die Koordination dieses Bewegungsablaufes. Sie wird wie auf S. 51 beschrieben durchgeführt.

Photo 2. Wie die Untersuchungen zur funktionellen Anatomie des Kauorgans ergeben haben, kann mit einem Geschwindigkeitsdiagramm auf eine neuromuskuläre Inkoordination im Kausystem geschlossen werden. Bei der Aufzeichnung für das Photo 2 wird die Geschwindigkeit einer langsamen und schnellen Öffnungs- und Schließbewegung entsprechend den Angaben auf S. 51 bestimmt.

Photo 3. Die Auswertung der Ruhelage des Unterkiefers ist ebenfalls geeignet, neuromuskuläre Inkoordinationen darzustellen. Da sich die Aufzeichnung in einem Bereich abspielt, in dem die Verzeichnung des Kinesiographen gering ist, lassen sich die drei Dimensionen (siehe S. 51) auch quantitativ erfassen. Neben der qualitativen Auswertung der Aufzeichnung ermittelten wir den Betrag des vertikalen Abstandes von der Ruhelage zur maximalen Interkuspidationsstellung des Unterkiefers.

Photo 4. In vielen Fällen paßt sich die Ruhelage des Unterkiefers einer pathologischen Situation an und entspricht nicht mehr der eigentlichen entspannten Abstandshaltung (168, 183). Um Soll- und Istzustand gegenüberstellen zu können, wird während der kinesiographischen Funktionsanalyse versucht, den Sollzustand durch die Anwendung des Myo-Monitors zu erreichen.

Der Myo-Monitor. – Der Myo-Monitor soll über zwei präaurikulär differente zu einer indifferenten Nackenelektrode geleitete Stromimpulse indirekt die motorischen Äste des N. trigeminus sowie des N. facialis stimulieren und eine rhythmische Öffnungs- und Schließbewegung des Unterkiefers erzeugen (167).

Das Gerät (Abb. 32) liefert eine maximale Spannung von 60 ± 4 Volt. Die Stromstärke kann, abhängig vom Hautwiderstand des Patienten, maximal 25 ± 2 mA betragen. Im Abstand von $1,5 \pm 0,8$ sec wird ein Impuls erzeugt, was durch ein fühlbares Anheben des Unterkiefers angezeigt wird (Abb. 33). Die angelegte Spannung wird über eine Skala von 1–10 variiert. Die oszillographische Aufzeichnung (Abb. 34) zeigt, daß die Schritte nicht äquidistant sind, sondern mit ansteigender Spannung kleiner werden. Die zeitliche Darstellung des Spannungsverlaufs ergibt eine Impulsdauer von 500 µsec.

---

* Photographisch festgehaltenes Zustandsbild (auch folgende Photos) einer kinesiographisch aufgezeichneten Unterkieferbewegung oder -position mit definierter XY-Ablenkung, siehe auch S. 51.

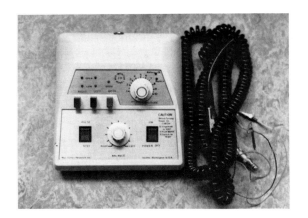

Abb. 32.   Der Myo-Monitor
nach Jankelson

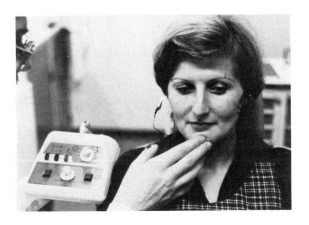

Abb. 33.   Überprüfung der
angelegten Spannung am
Patienten

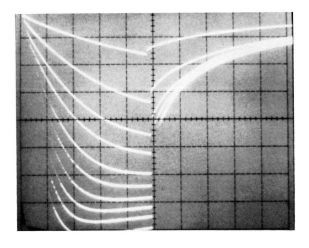

Abb. 34.   Oszillographische
Aufzeichnung des Spannungs-
verlaufs entsprechend der
Skaleneinteilung von 1–10
(X-Ablenkung: 100 μsec,
Y-Ablenkung: 5 V/Skt)

Ein Balanceregler ermöglicht die verschieden starke Stimulation der linken bzw. der rechten Gesichts- und Kaumuskulatur. Bei einer neuromuskulären Inkoordination können so die unterschiedlichen Valenzen der Kaumuskulatur ausgeglichen werden.

Nach einer Aufwärmphase von 15 min kann je nach Verwendung des Geräts die Spannung um 1–2 Skalenteile erhöht werden (Abb. 35).

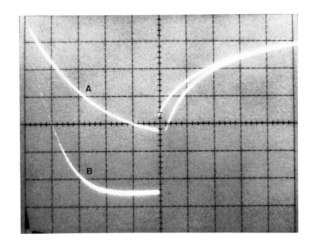

Abb. 35. Oszillographische Aufzeichnung des Spannungsverlaufs in der Aufwärmphase (A) und während der Therapie (B). (X-Ablenkung: 100 µsec, Y-Ablenkung: 5 V/Skt)

Der Myo-Monitor wird 40 min an den Patienten angeschlossen. Dann erfolgt die erneute Registrierung der Ruhelage des Unterkiefers. Die Art und Auswertung der Aufzeichnung ist mit Photo 3 identisch.

Photo 5. Bei einer Einstellung von 1 mm/Skt* auf allen drei Kanälen wird die Bewegung des Unterkiefers durch den Myo-Monitor, die Lage der IKP und RKP sowie die Frontzahnführung in XY-Ablenkung aufgezeichnet. Wir verwendeten diese Registrierung dazu, um die Lage der maximalen Interkuspidationsstellung zur sogenannten „Myozentrik" (165) und zur maximal retrudierten Kontaktposition in sagittaler und frontaler Ebene beurteilen zu können.

Photo 6. Bei der gleichen Einstellung, wie für das Photo 5 beschrieben, wird der Schluckakt aufgezeichnet.

Photo 7. Diese Aufzeichnung wird, wie unter Photo 2 beschrieben, durchgeführt. Wir verwendeten diese Registrierung, um durch ein Geschwindigkeitsdiagramm

---

* Skt = Skalenteil (auch auf den folgenden Seiten).

die Wirkung des Myo-Monitors auf die Koordination einer Öffnungs- und Schließbewegung darzustellen.

Photo 8.   Die Analyse des Kauaktes gibt Aufschluß über die Koordination der Unterkieferbewegung beim Kauen (183). Bei einer Einstellung von 2 mm/Skt für alle drei Dimensionen wird der Kauakt sagittal und frontal aufgezeichnet. Zunächst wird der Patient aufgefordert, in Okklusionsstellung zu schließen und eine links- und rechtslaterale Grenzbewegung (Eckzahnführung) auszuüben. Anschließend wird er gebeten, ein Stück Knäckebrot zu kauen.

1.4   Auswertung

Durch die große Anzahl von bis zu 147 Einzelbefunden war eine rationelle Auswertung der 132 Untersuchungsergebnisse nur über eine Rechenanlage möglich. Sie erfolgte mit dem Programmsystem SPSS 6, Univac-Version 1977 (136), das für die statistische Auswertung in der Zahnheilkunde schon mehrfach benutzt wurde (182, 238, 298).

Zur Erfassung, Sichtung und Auswertung wurden die Befunde verschlüsselt und auf Lochkarten übertragen. Hierzu teilten wir die Einzelaussagen in 9 Klassen ein. Eine erste Analyse ergab eine zu feine Klassifizierung, die es nicht erlaubte, vergleichende Aussagen zu machen. Wir verzichteten daher auf dieses Raster und reihten die Einzelbefunde auf Grund der diagnostischen Beurteilung in die Klassen: normal und funktionsgestört ein. Entsprechend dieser Einteilung und der Bedeutung des Einzelbefundes für die jeweilige Funktionsanalyse wurden diese zu einem Gesamtbefund zusammengefaßt. Somit war es möglich, die Aussagekraft der einzelnen Methoden einander gegenüberzustellen.

Die durch den Computer vorgenommene Beurteilung der Funktionsstörung wurde mit der Diagnose des Behandlers verglichen.

1.4.1   Statistische Analyseverfahren

1.4.1.1 Häufigkeitsanalyse.   Die Häufigkeitsanalyse der Befunde erfolgte über den Programmteil *Frequencies*. Dieses Programm dient der Beschreibung eindimensionaler Probleme, insbesondere für die diskrete Verteilung, und ermöglicht die Erstellung von Häufigkeitstabellen und Histogrammen (136).

1.4.1.2 Kreuztabellen.   Um die Aussagekraft der verschiedenen Funktionsanalyseverfahren zu vergleichen, wurden über den Programmteil *Crosstabs* (Kreuztabellen) erstellt. Dieses Programm eignet sich besonders zur Darstellung zweidimensionaler Probleme, wenn die Variablen mit einer geringen Ausprägung gemessen wurden, wie es bei einer Zweiklasseneinteilung der Fall ist (136). Aus den Besetzungszahlen der einzelnen Zellen lassen sich verschiedene Maße für die Abhängigkeit der einzelnen Variablen bestimmen. Die statistische Absicherung der Zusammenhänge wurde in einer Kontingenz-χ^2-Analyse durchgeführt (136). Die Nullhypothese, daß die Variable A unabhängig von der Variablen B ist, betrachteten wir als widerlegt, wenn die Irrtumswahrscheinlichkeit $p \leq 0,05$ war.

Da die Darstellung aller Abhängigkeiten den Rahmen der Arbeit übersteigen würde, sind im Ergebnisteil nur dann die Befunde aufgeführt, wenn die Untersuchungsmethoden in mindestens 70% der Fälle zum gleichen Ergebnis kamen. Unabhängig davon wurden die im vorgegebenen Signifikanzbereich liegenden Resultate in den Ergebnisteil aufgenommen.

Das Auswertungsverfahren sei am Beispiel der Muskeltastbefunde dargestellt. Die Häufigkeit der aufgetretenen Muskeltastbefunde ist in Tabelle 14 in Form eines Histogramms aufgetragen. Um zu überprüfen, ob die Häufigkeitsverteilung auch in der Abhängigkeit „Gesamtbefund zu Einzelbefund" sich ausdrückt, wurden mit Kreuztabellen die Zusammenhänge überprüft. Wie die Tabelle 31a zeigt, ergibt die Abhängigkeit in Prozenten ausgedrückt die gleiche Reihenfolge wie bei der Frequenzanalyse. Bis auf den M. trapezius ist die Abhängigkeit im vorgegebenen Signifikanzbereich.

Setzt man den Gesamtbefund „Muskeltastbefund" zu den Gesamtbefunden und Einzelbefunden anderer Funktionsanalysen in Beziehung, so ergibt sich die Tabelle 31b. Als Beispiel für die Abhängigkeit eines Einzelbefundes ist die des M. digastricus venter post. zu den übrigen Funktionsanalysen in Tabelle 32a, b dargestellt.

2 Ergebnisse

2.1 Klinische Funktionsanalyse

2.1.1 Subjektive Beschwerden (n = 111, Tab. 13)

Von den untersuchten Patienten gaben 91 (82%) subjektive Beschwerden an. Am meisten wurden Kopfschmerzen (n = 57, 51,4%) genannt, gefolgt von Kiefergelenkbeschwerden, Schwindel, Verspannung der Kaumuskulatur und dem Gefühl, beim Aufwachen „die Zähne aufeinander" zu haben. Weniger häufig wurde über Zahnlockerung, Pressen und Knirschen, Ohrgeräusche, Schwerhörigkeit, Schluckbeschwerden, Ohrenschmerzen und Ohrensausen, Erbrechen, Zahnschmerzen und Migräne geklagt. Das Symptom Zungenbrennen trat bei 5 Patienten (9,5%) auf.

Tab. 13. Relative Häufigkeit der subjektiven Beschwerden, n = 111.
1 subjektive Beschwerden, 2 Kopfschmerz, 3 Gelenkschmerzen, 4 Schwindel, 5 Muskelkrämpfe, 6 „Zähne aufeinander", 7 Zahnlockerung, 8 Pressen, 9 Knirschen, 10 Ohrgeräusche, 11 Schwerhörigkeit, 12 Schluckbeschwerden, 13 Ohrschmerz, 14 Ohrensausen, 15 Erbrechen, 16 Zahnschmerzen, 17 Migräne, 18 Zungenbrennen.

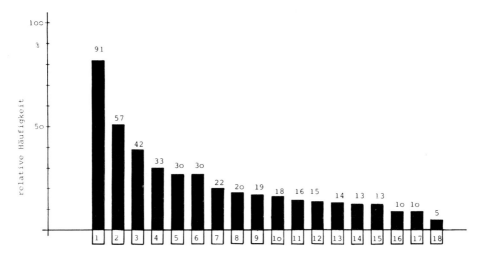

2.1.2 Muskeltastbefunde (n = 102, Tab. 14)

Bei 95 Patienten (93,1%) waren empfindliche Muskelpartien festzustellen. Am häufigsten war der M. pterygoideus lat. und der M. masseter (n = 83, 81,3%) sowie der M. digastricus vent. post. (n = 78, 76,5%) druckdolent. Oft wurde die Vorderkante des M. temporalis (n = 68, 66,6%) und der M. pterygoideus med. (n = 63, 61,8%) als empfindlich angegeben. Tastbefunde der übrigen Muskeln traten seltener auf. Am unempfindlichsten war der hintere Teil des M. temporalis (n = 19, 18,6%).
In unserer Untersuchung überwog die linke Seite als Hauptschmerzseite.

2.1.3 Messung der maximalen Schneidekantendistanz (n = 92, Tab. 15)

Die meisten Patienten (n = 52, 56,5%) wiesen eine Schneidekantendistanz auf, die zwischen 4 und 5 cm lag. Werte unter 4 cm waren häufiger als über 5 cm.

Tab. 14. Relative Häufigkeit der Muskeltastbefunde, n = 102.
1 Muskeltastbefund, 2 M. pterygoideus lat., 3 M. masseter, 4 M. digastricus vent. post., 5 M. temporalis, Vorderkante, 6 M. pterygoideus med., 7 M. temporalis, Sehne, 8 M. sternocleidomastoideus, 9 M. trapezius, 10 Unterzungenmuskulatur, 11 M. temporalis, Hinterkante.

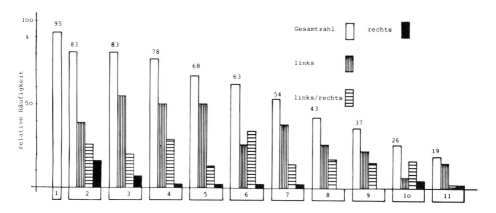

Tab. 15. Relative Häufigkeit der Schneidekantendistanz, n = 92.
1 2,0–3,0 cm, 2 3,0–4,5 cm, 3 4,5–5,0 cm, 4 > 5,0 cm.

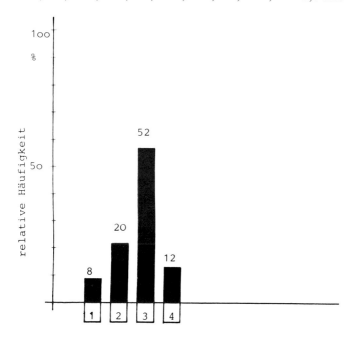

2.1.4   Abweichungen der Unterkiefermitte beim Öffnen (n = 98, Tab. 16)

In 77 Fällen (78,6%) wich die Unterkiefermitte zur Seite ab. Die Abweichungen nach links (n = 68, 69,4%) überwogen.

Tab. 16.   Relative Häufigkeit der Mittellinienabweichung beim Öffnen des Unterkiefers, n = 98.
1 gerade, 2 links, 3 rechts.

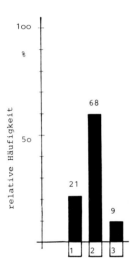

2.1.5   Kiefergelenkbefund (n = 103, Tab. 17)

In 79 Fällen (77,6%) wurden objektive Kiefergelenkbefunde erhoben. Reiben (n = 55, 53,4%) war öfter festzustellen als Kiefergelenkknacken (n = 40, 38,9%). Bei der Palpation des Kiefergelenks überwog die Druckdolenz lateral (n = 36, 35%). Subluxationen im Sinne einer vom Patienten reponierbaren Verrenkung des Kiefergelenks und Luxationen als Ausdruck einer vor dem Tuberculum articulare federnd fixierten Luxationsstellung des Kondylus sind selten und waren nur in 5 Fällen (5,8%) festzustellen.

2.1.6   Resilienztest (n = 83, Tab. 18)

Bei 60 Patienten (72,2%) trat ein pathologischer Resilienzbefund der Kiefergelenke auf. Kompressionszustände (n = 47, 56,7%) sind häufiger als Distraktionszustände (n = 41, 49,4%).

Tab. 17. Relative Häufigkeit der Kiefergelenkbefunde, n = 103.
1 Kiefergelenk, 2 Reiben, 3 Knacken, 4 Druckdolenz lateral, 5 Druckdolenz dorsal, 6 Subluxation, 7 Luxation.

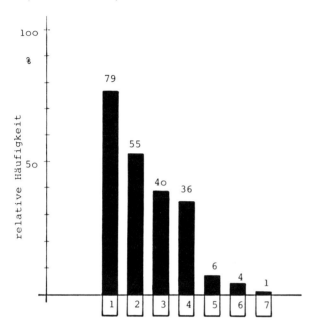

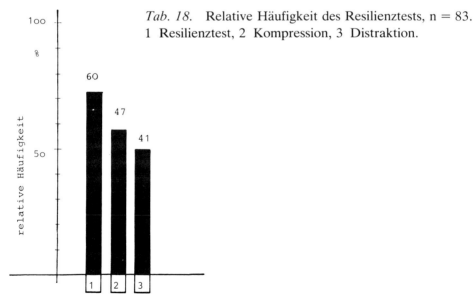

Tab. 18. Relative Häufigkeit des Resilienztests, n = 83.
1 Resilienztest, 2 Kompression, 3 Distraktion.

2.2   Instrumentelle Funktionsanalyse

2.2.1   *Okklusionsanalyse im Artikulator (n = 62, Tab. 19)*

Nur einmal konnte im Artikulator kein Abgleiten von der eingestellten Unterkieferlage beobachtet werden. Fast immer glitt der Unterkiefer sagittal ab (n = 59, 95,1%). Ebenso häufig waren zentrische Frühkontakte festzustellen (n = 59, 95,1%). In 53 Fällen (85,4%) glitt der Unterkiefer im Artikulator zur Seite ab. Dagegen treten die Balancekontakte (n = 40, 65,4%) und die Arbeitskontakte (n = 28, 45,4%) in den Hintergrund.

Tab. 19.   Relative Häufigkeit des Artikulatorbefundes, n = 62.
1 Artikulatorbefund, 2 Abgleiten/Artikulator, 3 Abgleiten sagittal, 4 zentr. Vorkontakte, 5 Abgleiten lateral, 6 Balancekontakte, 7 Arbeitskontakte.

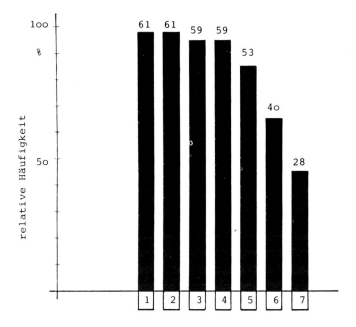

2.2.2   *Aufzeichnung des intraoralen Pfeilwinkels (n = 67, Tab. 20)*

Führt der Patient die ihm möglichen lateralen Grenzbewegungen und eine Vorschubbewegung aus, so zeichnet sich die typische Figur des Pfeilwinkels auf (Abb. 36a). In 60 Fällen (89,6%) konnten wir einen asymmetrischen, unklar ge-

Tab. 20. Relative Häufigkeit der Aussage des intraoralen Pfeilwinkels, n = 67. 1 intraoraler Pfeilwinkel, 2 deutet auf Kiefergelenk, 3 vor Protrusion versetzen.

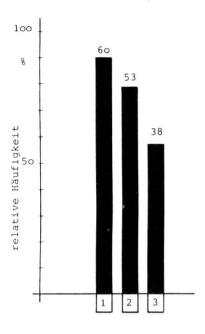

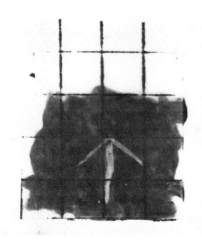

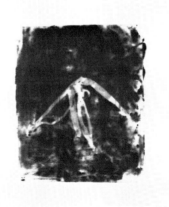

a   b

Abb. 36.   Intraoral aufgezeichneter Pfeilwinkel. a) normal konfiguriert, b) bei neuromuskulärer Inkoordination

schriebenen Pfeilwinkel beobachten (Abb. 36b). Aus der Länge der lateralen Schenkel und dem Abweichen der Protrusionsbahn ergab sich in 53 Fällen (79,1%) eine Vorgleithemmung eines der beiden Kondylen (Abb. 36b). Bei 38 Patienten (56,8%) begann die Protrusionsbahn nicht in der Spitze des Pfeilwinkels (siehe Abb. 11b, c).

Bei der vergleichenden statistischen Auswertung verwendeten wir folgende drei Parameter:

1. Qualität der Aufzeichnung (gut/schlecht, Abb. 36b),
2. Pfeilwinkel deutet auf Vorgleithemmung eines der Kondylen (Abb. 36b) und
3. Protrusionsbahn beginnt nicht in der Spitze des Pfeilwinkels (siehe Abb. 11b, c).

2.2.3   Pantographie (n = 52, Tab. 21)

Die Abbildung 37 zeigt eine typische Denar-Pantographie, die Abbildung 38 eine Stuart-Pantographie. Durch die verschieden angebrachten Schreibplatten im gelenknahen Bereich ist bei der Stuart-Pantographie die kurze, posteriore Linie die Projektionsbahn der Arbeitsbewegung. Die längere, meist neben der Protrusion

Tab. 21.   Relative Häufigkeit der pantographischen Befunde, n = 52.
1 Pantographie, 2 ant. Platte, 3 vert. Platte, 4 post. Platte, 5 ant. Platte deutet auf Kiefergelenk, 6 „Immediate side shift", 7 ant. Platte: vor Protrusion versetzen.

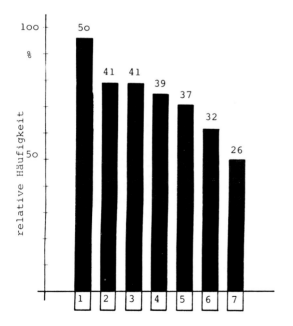

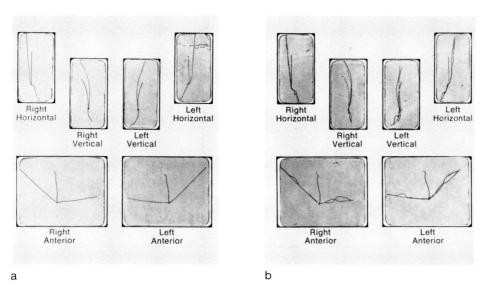

Abb. 37. Denar-Pantographie, a) Aufzeichnung im gesunden stomatognathen System, b) Aufzeichnung im funktionsgestörten stomatognathen System

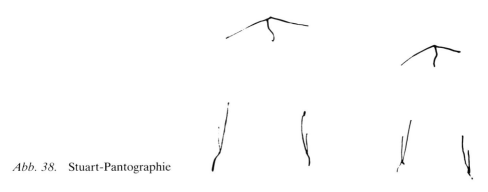

Abb. 38. Stuart-Pantographie

verlaufende Linie ist die Projektionsbahn der Balancebewegung (Abb. 38). Bei der Denar-Pantographie ist die Aufzeichnung umgekehrt. Auf der anterioren Platte entsprechen sich die Registrierungen. Hier projiziert sich der auf S. 37 beschriebene Pfeilwinkel.

Ähnlich dem intraoralen Pfeilwinkel kann auch die Pantographie diagnostisch beurteilt werden. Während für die anterioren Platten die gleichen Kriterien wie beim intraoralen Pfeilwinkel gelten, wurden die Aufzeichnungen auf den anderen Platten als gut befunden, wenn sie klar geschrieben und die lateralen Grenzbewegungen reproduzierbar waren (Abb. 37a).

Ein zusätzlicher Parameter ergab sich auf der posterioren horizontalen Platte mit der Aufzeichnung des „Immediate side shift" (Abb. 39).
Bei 50 Patienten (96,2%) sind von der Norm abweichende pantographische Registrierungen festzustellen. Schlechte Aufzeichnungen auf der anterioren und der vertikalen Platte sind bei 41 Patienten (78,8%), auf der horizontalen Platte bei 37 Patienten (71,2%) zu verzeichnen. In 37 Fällen (71,2%) deutete die Aufzeichnung auf der anterioren Platte auf eine einseitige Kondylenhemmung hin, in 26 Fällen (50%) begann die Protrusionsbahn nicht in der Spitze des Pfeilwinkels. Einen Immediate side shift konnten wir 32mal (61,5%) beobachten.

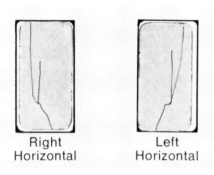

Right   Left   *Abb. 39.* Pantographische Darstellung
Horizontal   Horizontal   des „Immediate side shift" auf der poste-
                           rioren horizontalen Platte

2.2.4   Kinesiographie (n = 125, Tab. 22)

Von 125 Kinesiographiebefunden waren in 122 (97,6%) Fällen anomale Kinesiogramme festzustellen.

Photo 1*.   Im Normalfall sind in der Sagittalansicht Öffnungs- und Schließbewegung wenig verschieden; frontal stellen sich diese gerade dar (siehe Abb. 4). Bei Störungen im stomatognathen System differieren die sagittalen Bahnen zum Teil erheblich. Die Schließbahn lag 44mal hinter der Öffnungsbahn (Abb. 40b, Tab. 23), 7mal davor (Abb. 40c, Tab. 23). Bei 49 Patienten überkreuzten sich die Bahnen (Crossing over, Abb. 40a, Tab. 23). In der Frontalansicht sind zur Seite abweichende bogenförmige (Abb. 40a, b), s-förmige (Abb. 40c) oder gerade Aufzeichnungen (siehe Abb. 4) möglich. In 88 Fällen (70,4%) waren die frontalen Bahnen nicht gerade und deckten sich nicht.

---

* Photographisch festgehaltenes Zustandsbild (auch folgende Photos) einer kinesiographisch aufgezeichneten Unterkieferbewegung oder -position mit definierter XY-Ablenkung, siehe auch S. 79.

Tab. 22. Relative Häufigkeit der kinesiographischen Befunde, n = 125.
1 Kinesiographie, 2 Photo 2: Geschwindigkeit, 3 Photo 1: sagittal, 4 Photo 2: frontal, 5 Photo 1: frontal, 6 Photo 8: Kauakt (n = 103), 7 Photo 3: Ruheschwebelage, 8 Photo 2: bremst vor IKP, 9 Photo 8: Kauakt, Rückzug (n = 103), 10 Photo 3: AP-Doppelschlag, 11 Photo 6: Schluckakt, 12 Photo 2: Knacken.

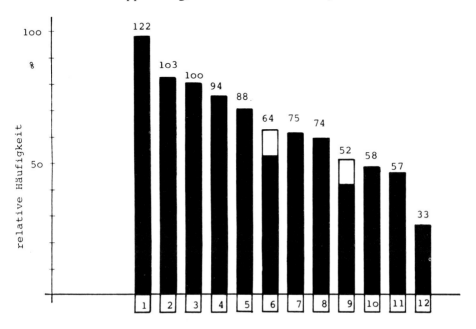

Photo 2. Bei ausgeglichener Okklusion und störungsfreiem Kausystem zeichnen sich, wie Abbildung 15a zeigt, zwei klare Geschwindigkeitsdiagramme auf. In der Frontalebene unterscheiden sich Öffnungs- und Schließbewegung kaum. Sind die Kurven unregelmäßig, so spricht man von einer Dyskinesie; bleibt bei schneller Öffnung die Geschwindigkeit unter 200 mm/sec, so ist dies Ausdruck einer Bradykinesie (Abb. 41). Bei 103 Patienten (82,4%) war sowohl eine Brady- als auch eine Dyskinesie festzustellen. Bremst der Unterkiefer in der Nähe der Okklusion stark ab (siehe Abb. 16), so deutet dies auf eine instabile Okklusion hin. Wir konnten dies in 74 Fällen (59,2%) feststellen. Ein starker Einschnitt innerhalb der Geschwindigkeitskurve war bei 33 Patienten (26,4%) ein Zeichen für Gelenkknacken (Abb. 41).

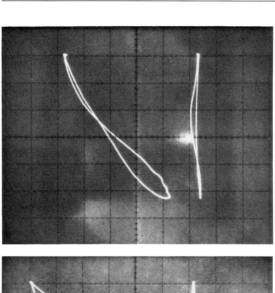

a

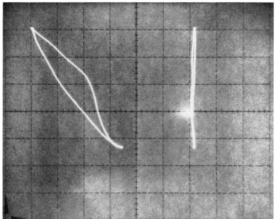

b

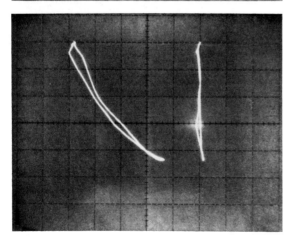

c

Abb. 40.   Photo 1: Aufzeichnung einer Öffnungs- und
Schließbewegung des Unterkiefers in der Sagittal- bzw.
Frontalebene (X-Ablenkung:
5 mm/Skt; Y-Ablenkung:
5 mm/Skt). a) „crossing
over" = überkreuzende
Öffnungs- und Schließbahn,
b) Schließbahn posterior,
c) Schließbahn anterior

Tab. 23. Relative Häufigkeit des Photos 1: sagittal, n = 125.
1 „Crossing over", 2 öffnet anterior – schließt posterior, 3 normal, 4 öffnet posterior – schließt anterior.

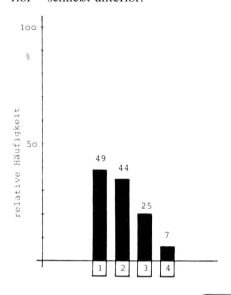

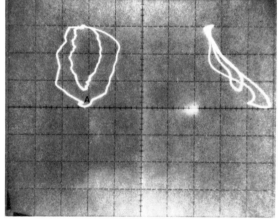

Abb. 41. Photo 2: Geschwindigkeitsdiagramm einer langsamen und schnellen Unterkieferöffnungs- bzw. Schließbewegung mit Dys- und Bradykinesie
(A = Gelenkknacken; XY-Ablenkung wie Abb. 15 a, b)

Für die vergleichende statistische Auswertung ergaben sich folgende Parameter:
1. Geschwindigkeit gut/schlecht (Brady- und Dyskinesie, Abb. 41),
2. Abbremsen vor IKP (Abb. 16),
3. Knacken sichtbar (Abb. 41, A) und
4. Frontalaufzeichnung gut/schlecht entsprechend der bei Photo 1 beschriebenen Kriterien (Abb. 15, 16).

Photo 3 (siehe auch S. 63).   75 Patienten (60,5%) hatten eine völlig inkoordinierte Aufzeichnung, was auf eine instabile Ruhelage des Unterkiefers hindeutete (Abb. 19).

Wird der Unterkiefer aus der Ruhelage in die maximale Interkuspidation geführt, so lassen sich weitere Rückschlüsse auf Okklusion und Unterkieferlage in Okklusion ziehen. Beim schnellen Klappern mit den Zähnen trifft der Unterkiefer die Okklusionsstellung sicher, was sich in einer kurzen, geraden Linie auf der Zeitablenkung für die vertikale und sagittale Dimension ausdrückt (Abb. 43 a). Ist die Unterkieferlage in maximaler Interkuspidationsstellung instabil, so zeigte sich in 58 Fällen (48,2%) auf der anterior-posterioren Linie ein deutlicher „Doppelschlag" (Abb. 42 a, c), der manchmal auch auf den beiden anderen Linien sichtbar

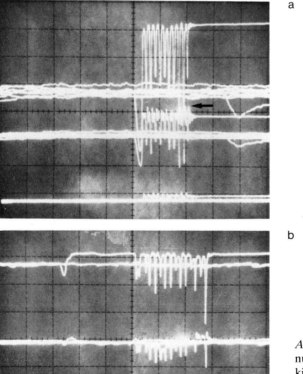

a

b

Abb. 42.   Photo 3: Aufzeichnung der Ruhelage des Unterkiefers (Zeitablenkung und Einstellung wie bei Abb. 18). a) Normale AV-Ratio 1:2 mit sichtbarem anterior-posterioren Doppelschlag (Pfeil), b) neutrale AV-Ratio

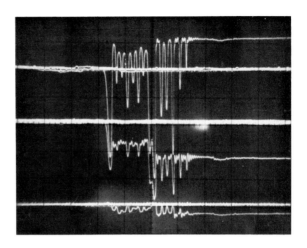

Abb. 42 c. Negative AV-Ratio mit sichtbarem anterior-posterioren Doppelschlag

wird (Abb. 42 a, c). Findet bei der Schließbewegung noch eine laterale Deviation des Unterkiefers statt (Abb. 42 a–c), so deutet dies auf eine vor der Interkuspidation seitlich versetzte Ruhelage des Unterkiefers oder auf einen zentrischen Frühkontakt hin, der den Unterkiefer zur Seite ablenkt (Abb. 42 a).

Aus dem Verhältnis „vertikale Bewegung zur anterior-posterioren Bewegung" von der Ruheschwebelage aus in die Okklusionsstellung ergibt sich ein typisches Verhältnis (AV-Ratio). Das Verhältnis wurde in 87 Fällen (73,1%) als normal bezeichnet, wenn die Schließbewegung mit einer anterioren Bewegung verbunden war (Abb. 15, 42 a, Linie nach oben). Bei 19 Patienten (16%) fand keine sagittale Bewegung statt; dieses Verhältnis wurde als neutral bezeichnet (Abb. 42 b). In 13 Fällen (10%) wurde beim Schließen eine posteriore Bewegung eingeleitet (Abb. 42 c, Linie nach unten), was wir als negative AV-Ratio bezeichneten (Tab. 24 a).

In der Regel beträgt die normale AV-Ratio 1 : 1 bis 1 : 3 (ein Teilbetrag anterior, drei Teilbeträge vertikal).
Die metrische Auswertung des vertikalen Abstandes der Ruhelage zur Okklusion (Tab. 24 b) ergab in 94 Fällen (79%) einen Betrag von 0–3 mm (Tab. 24 b). Bei 55 Fällen (46,2%) lag der Abstand *zwischen 0 und 1,4 mm.* Der „free way space" (Interokklusalabstand) war somit bei *annähernd der Hälfte* der Fälle geringer als 3 mm. Dieser Betrag wird bei der Aufstellung von Totalersatz empfohlen und verwendet.

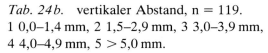

Tab. 24 a.   AV-Ratio, n = 119.   *Tab. 24 b.*   vertikaler Abstand, n = 119.
1 normal, 2 neutral, 3 negativ.   1 0,0–1,4 mm, 2 1,5–2,9 mm, 3 3,0–3,9 mm,
4 4,0–4,9 mm, 5 > 5,0 mm.

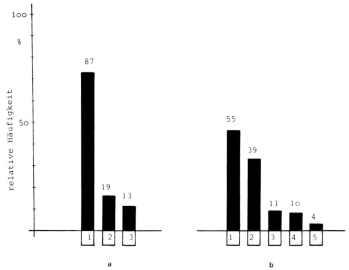

Photo 4 (siehe auch S. 96).   Im gesunden stomatognathen System ergeben sich sehr schnell auf der oberen (vertikaler Vektor) und der mittleren Linie (sagittaler Vektor) scharfe Zacken, die die vom Myo-Monitor induzierten Kranialbewegungen des Unterkiefers darstellen. Die Ruheschwebelage bleibt oder wird rasch stabil (Abb. 43 a). Beim verspannten Patienten ist auch nach längerer Anwendung des Myo-Monitors die Ruhelage instabil. Die „Spikes" sind nicht scharf, manchmal doppelt gezackt und fehlen auf der mittleren Linie (Abb. 43 b). Im Vergleich zum Photo 3 stellten wir fest, daß die Ruhelage des Unterkiefers in 35 Fällen (33,7%) nicht unterschiedlich war. 66 Patienten (63,5%) hatten nach der Behandlung mit dem Myo-Monitor eine stabile Ruhelage des Unterkiefers, bei 3 Patienten (2,9%) war sie unruhiger (Tab. 25).

Photo 5.   In Photo 5 sind in der Sagittalebene (Abb. 44 b, d; links) folgende Bewegungen und Positionen des Unterkiefers festgehalten:

- vom Myo-Monitor induzierte Bewegung des Unterkiefers (M = Myozentrik),
- habituelle Interkuspidation (C),
- maximal retrudierte Kontaktposition (D),
- Schließbewegung von Myozentrik in die habituelle Interkuspidation (M–C),
- in habitueller Interkuspidation mit den Zähnen klappern (J–C),

a

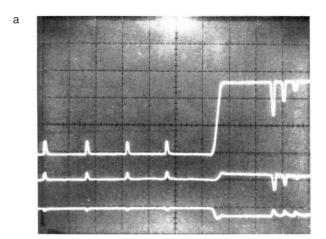

b

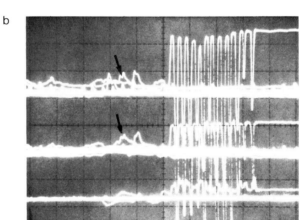

Abb. 43. Photo 4: a) Pulsierung mit dem Myo-Monitor beim entspannten Patienten; AV-Ratio normal 1 : 2,5 (Zeitablenkung und Einstellung wie Abb. 18); b) beim verspannten Patienten ist unter Anwendung des Myo-Monitors keine rasche Entspannung festzustellen. Die Impulse sind doppelt gezackt (Pfeile)

- maximale Retrusion des Unterkiefers unter Seitenzahnkontakt (C–D) und mit den Zähnen klappern (R–D),
- Protrusion des Unterkiefers unter Seitenzahn- bzw. Frontzahnkontakt (C–B–A),
- kranialer Teil des Posselt'schen Diagramms (A–B–C–D–R); siehe auch Abb. 44a.

Der rechte Teil der Abbildung 44b, d gibt die entsprechenden Bewegungen und Positionen des Unterkiefers in der Frontalebene wieder.

Tab. 25.   Einfluß des Myo-Monitors auf die Ruhelage des Unterkiefers.
1 Kein Unterschied, 2 besser, 3 schlechter.

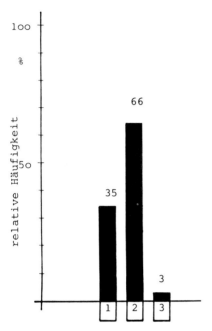

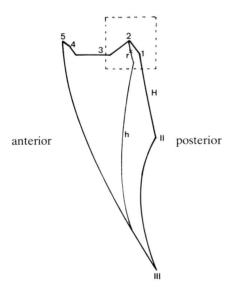

Abb. 44a. Posseltsches Diagramm (268). 1 retrudierte Kontaktposition, 2 habituelle Interkuspidation, 3 Schneidekanten-zu-Schneidekantenposition, 4 anteriore Bißposition mit umgekehrtem Überbiß, 5 protrudierte Kontaktposition, h habituelle Öffnungsposition, H terminale Scharnierbewegung, II Übergang von Scharnierbewegung zur Fortsetzung der posterioren Öffnungsbewegung, III maximale Mundöffnung

Abb. 44b und c. Photo 5: b) Originalaufzeichnung der verschiedenen Unterkieferpositionen und -bewegungen im okklusalen Bereich (X-Ablenkung: 1 mm/Skt; Y-Ablenkung: 1 mm/Skt)

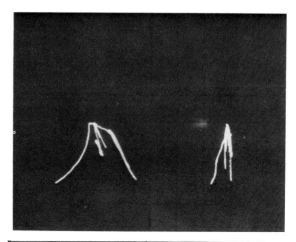

b

c) Durchzeichnung von b; M Myozentrik, C habituelle Interkuspidation (IKP), D max. retrudierte Kontaktposition (RKP), M–C Schließbewegung von Myozentrik in IKP, I–C in IKP mit den Zähnen klappern, C–D max. Retrusion des Unterkiefers unter Seitenzahnkontakt und mit den Zähnen klappern (R–D), C–B–A-Protrusion des Unterkiefers unter Seitenzahn- bzw. Frontzahnkontakt, A–B–C–R kranialer Teil des Posseltschen Diagramms

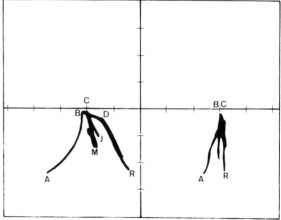

c

Mit dieser Aufzeichnung gelingt auch die Darstellung des oben beschriebenen anterior-posterioren „Doppelschlags" in der Sagittalebene (Abb. 44d). Fordert man den Patienten auf, mit den Zähnen kräftig zu klappern, so führt der Unterkiefer eine kurze, nach dorso-kranial ansteigende Bewegung im Bereich der habituellen Interkuspidation aus. Diese Bahn schießt sowohl über die Aufzeichnung der Frontzahnführung als auch über die der maximal retrudierten Kontaktposition hinaus. Die habituelle Interkuspidationsstellung ist nicht wie in Abbildung 44a als Punkt, sondern als 0,5 mm großer Bereich aufgezeichnet (C in Abb. 44e). In der Frontalansicht weicht der Unterkiefer nach links aus. Beides deutet auf eine instabile Okklusion hin. 58 Patienten (48,2%) hatten eine dementsprechende Aufzeichnung.

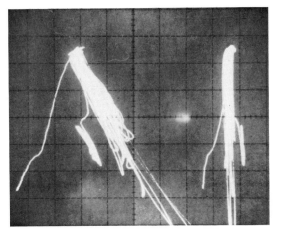

Abb. 44 d und e. Photo 5: Aufzeichnung des anterior-posterioren Doppelschlags (Pfeil);
d) Originalaufzeichnung;

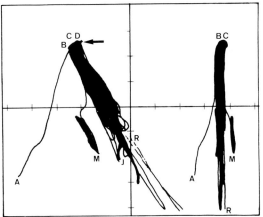

e) Durchzeichnung (XY-Ablenkung wie Abb. 44 b, c; Erklärung siehe dort)

Mit diesem Photo kann auch der sagittale Abstand der Myozentrik und der maximal retrudierten Kontaktposition zur habituellen Interkuspidation metrisch ausgewertet werden. Diese Auswertung entspricht dabei nicht der bisher üblichen metrischen Erfassung des Abstandes mit Hilfe des intraoralen Pfeilwinkels, wo auf einer horizontalen Ebene die Position in einer durch den Stützstift vertikal veränderten Unterkieferlage analysiert wird. Beim Pfeilwinkel steht die Aufzeichnung „auf dem Kopf", so daß eine anteriore Position wie der Adduktionspunkt oder der Resultantenbiß auf der Protrusionsbahn „hinter" der Pfeilspitze liegt. Bei der kinesiographischen Aufzeichnung wird diese dagegen interferenzfrei, der realen Situation entsprechend wiedergegeben.

2.2.4.1 Sagittaler Abstand der Myozentrik zur habituellen Interkuspidation (Tab. 26a, b). In 65 Fällen (66,7%) lag die habituelle Interkuspidationsstellung hinter der Myozentrik und war in 27 Fällen (27,3%) mit dieser identisch. Nur 6 mal (6,1%) lag sie vor der Myozentrik (Tab. 26a). Analysiert man die Lagedifferenzen, so liegt der größte Teil der Differenzen (n = 73, 76,6%) zwischen 0 und 0,6 mm. Sonst sind die Lagedifferenzen größer (n = 22, 23,4%). Der Verlauf der Einzeldifferenzen zeigt einen Einschnitt im Bereich von 0,7–0,9 mm, steigt kurzzeitig auf die Differenz 1–1,2 mm an und fällt wieder ab. Die größte Differenz betrug für einen Fall über 2,8 mm (Tab. 26b).

Tab. 26a. Lage von Myozentrik zur habituellen Interkuspidation (IKP), n = 98. 1 Myozentrik = IKP, 2 Myozentrik vor IKP, 3 Myozentrik hinter IKP.

Tab. 26b. Lagedifferenz von habitueller Interkuspidation zur Myozentrik, wenn die habituelle Interkuspidation hinter der Myozentrik liegt, n = 92.
0 identisch, 1 0,1–0,3 mm, 2 0,4–0,6 mm, 3 0,7–0,9 mm, 4 1,0–1,2 mm, 5 1,3–1,5 mm, 6 1,6–1,8 mm, 7 1,9–2,1 mm, 8 2,2–2,7 mm, 9 > 2,8 mm.

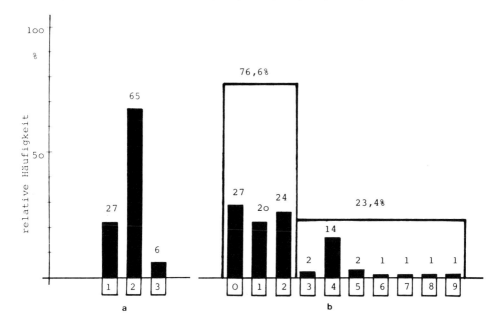

2.2.4.2 Sagittaler Abstand der maximal retrudierten Kontaktposition zur habituel-len Interkuspidation (Tab. 27a, b). Die habituelle Interkuspidation war in 15 Fäl-len (15,3%) mit der maximal retrudierten Kontaktposition identisch, 83 mal (84,7%) lag sie davor (Tab. 27a). Die quantitative Auswertung zeigt, daß wie bei der Lagebeziehung der habituellen Interkuspidation zur Myozentrik wieder der größte Teil (n = 75, 76,5%) in einem Bereich zwischen 0–0,6 mm Differenz liegt, 23 mal (23,5%) sind die Abstände größer. Betrachtet man die Tabelle 27b, so ist ein Gipfel im Bereich von 0,4–0,6 mm festzustellen.

Tab. 27a. Lage von max. retrudierter Kontaktposition zu habitueller Interkuspi-dation, n = 98.
1 IKP vor RKP, 2 IKP = RKP.

Tab. 27b. Differenz zwischen max. retrudierter Kontaktposition und habitueller Interkuspidation, n = 98.
0 identisch,   1 0,1–0,3 mm,   2 0,4–0,6 mm,   3 0,7–0,9 mm,   4 1,0–1,2 mm,
5 1,3–1,5 mm, 6 1,6–1,8 mm, 7 1,9–2,1 mm.

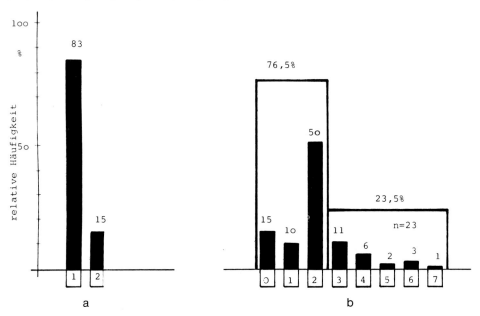

a   b

Photo 6. Aus dieser Aufzeichnung ist ersichtlich, ob der Unterkiefer sich beim Schlucken mit den Zähnen (Abb. 45a) oder mit der Zunge abstützt (Abb. 45b). Man kann erkennen, ob der Schluckakt koordiniert (Abb. 45a) oder inkoordiniert (Abb. 45b) verläuft. Bei 57 Patienten (45,5%) war der Schluckakt inkoordiniert (siehe Tab. 22).

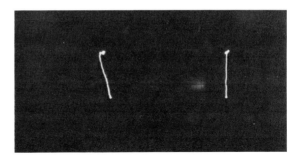

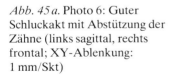

Abb. 45a. Photo 6: Guter Schluckakt mit Abstützung der Zähne (links sagittal, rechts frontal; XY-Ablenkung: 1 mm/Skt)

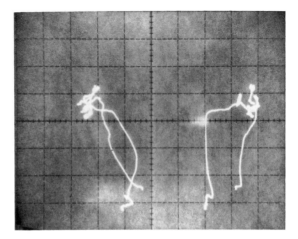

Abb. 45b. Photo 6: Unregelmäßiger Schluckakt ohne Abstützung der Zähne (Einstellung und XY-Ablenkung wie Abb. 45a)

Photo 7. Nach Behandlung mit dem Myo-Monitor verschwanden bei 70 Patienten (70%) die in Photo 2 festgestellten Brady- und Dyskinesien im Geschwindigkeitsdiagramm (Tab. 28). Kein Unterschied war bei 25 Patienten festzustellen, in 5 Fällen veränderte sich das Diagramm negativ.

Photo 8. Die Aufzeichnung eines normalen Kauaktes ergibt, daß auf beiden Seiten gleichmäßig gekaut wird (Abb. 46a). Kaut ein Patient einseitig, so wird dies in der kinesiographischen Aufzeichnung deutlich (Abb. 46b). Ein inkoordinierter Kauakt ist in Abbildung 46c dargestellt. Die sagittale Aufzeichnung (Abb. 46c links) ergibt, daß der Unterkiefer im Bereich der habituellen Interkuspidation stark zurückgezogen wird. In der Frontalansicht führt der Unterkiefer eine Lateralbewegung aus. Das sagittale Zurückziehen und laterale Versetzen ist mit einer geringen vertikalen Auslenkung verbunden.
Bei 52 Patienten konnten wir einen dementsprechend veränderten Kauakt beobachten.

Tab. 28. Einfluß des Myo-Monitors auf das Geschwindigkeitsdiagramm.
1 Kein Unterschied, 2 besser, 3 schlechter.

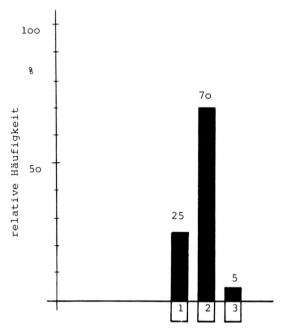

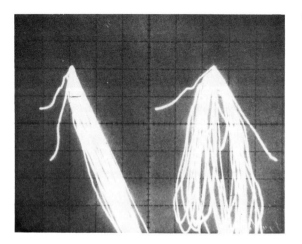

a

Abb. 46. Photo 8: Darstellung des Kauakts auf der Sagittal-(links) und Frontalebene (rechts). a) gleichmäßiger Kauakt, b) Rechtskauer, c) Irregulärer Kauakt mit „Rückzug sichtbar" und der dem „Immediate side shift" entsprechenden Lateralbewegung (Pfeil); (X-Ablenkung: 2 mm/Skt; Y-Ablenkung: 2 mm/Skt)

Abb. 46 b

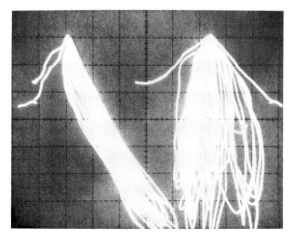

Abb. 46 c

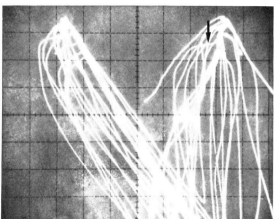

2.3 Vergleichende Auswertung der Funktionsanalysen

2.3.1 Klinische Funktionsanalyse

2.3.1.1 Subjektive Beschwerden (Tab. 29a, b). Um die Aussagekraft der subjektiven Beschwerden statistisch auswerten zu können, haben wir die einzelnen Angaben der Patienten zu einem Gesamtbefund zusammengefaßt.

Es zeigt sich, daß in 80,2% der Fälle die Aussage „Subjektive Beschwerden" mit der Aussage „Muskeltastbefund" übereinstimmt. Eine Abhängigkeit von über 70% ist für den M. digastricus venter posterior (p < 0,001), für den M. pterygo-

Tab. 29a. Übereinstimmung der Aussage: subjektive Beschwerden mit klinischer Funktionsanalyse und Artikulatorbefund.
1 Muskeltastbefund, 2 M. temporalis, Vorderk., 3 M. temporalis, Sehne, 4 M. masseter, 5 M. digastricus vent. post., 6 M. sternocleidomastoideus, 7 M. trapezius, 8 M. pterygoideus lat., 9 M. pterygoideus med., 10 Kiefergelenk, 11 Knacken, 12 Mittellinienabweichung, 13 Resilienztest, 14 Kompression, 15 Distraktion, 16 Artikulator, 17 zentr. Vorkontakte, 18 Balancekontakte, 19 Abgleiten/Artikulator, 20 Abgleiten sagittal, 21 Abgleiten lateral.

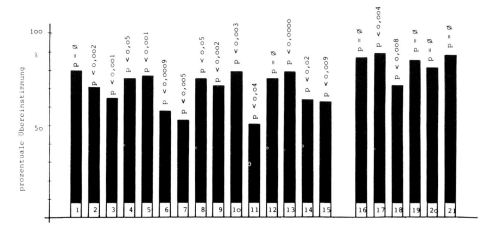

ideus lateralis (p < 0,05) und den M. masseter (p < 0,05) festzustellen. Die Zusammenhänge der übrigen, in Tabelle 29a aufgeführten Muskeln liegen ebenfalls im vorgegebenen Signifikanzbereich. Ihre relative Häufigkeit beträgt jedoch weniger als 70%. Bei 87,7% der Patienten sind subjektive Beschwerden mit dem Artikulatorbefund korreliert. Ein signifikanter Zusammenhang besteht zwischen zentrischen Vorkontakten (89,6%, p < 0,004) und den Balancekontakten (72,1%, p < 0,008).

Die Abhängigkeit der graphischen Analyseverfahren „intraoraler Pfeilwinkel und Pantographie" von den subjektiven Beschwerden ist in 80% bzw. 90,2% deutlich, befindet sich aber unter dem vorgegebenen Signifikanzniveau. Innerhalb der Einzelbefunde ist sie für den Immediate side shift im vorgegebenen Signifikanzbereich.

Zwischen subjektiven Beschwerden und dem kinesiographisch festgehaltenen pathologischen Befund besteht eine Übereinstimmung von 85,4%. Die Aussagen der

Tab. 29b. Übereinstimmung der Aussage: subjektive Beschwerden mit intraoralem Pfeilwinkel, Pantographie und Kinesiographie.
1 intraoraler Pfeilwinkel, 2 Pantographie, 3 ant. Platte, 4 post. horiz. Platte, 5 „Immediate side shift", 6 vert. Platte, 7 Kinesiographie, 8 Photo 1: sagittal, 9 Photo 1: frontal, 10 Photo 2: Geschwindigkeit, 11 Photo 2: bremst vor IKP, 12 Photo 2: frontal, 13 Photo 3: stabil, 14 Photo 3: AP-Doppelschlag, 15 Photo 4: AP-Doppelschlag, 16 Photo 5: Diff. Myozentrik/Schließb./frontal, 17 Photo 8: Kauakt, Rückzug.

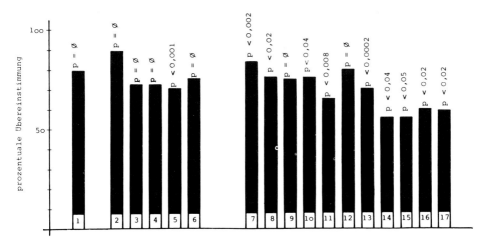

Photos 1 bis 3 decken sich in über 70% der Fälle mit den subjektiven Beschwerden. Außer bei den Aufzeichnungen in der Frontalebene sind alle Werte ebenso signifikant wie die Abhängigkeiten der übrigen Parameter. Sie sind aber nicht so deutlich, wobei das Abbremsen vor habitueller Interkuspidation mit 66,1% nahe bei 70% liegt ($p < 0,008$). Interessant ist die Tatsache, daß bei Photo 5 eine in der Frontalebene von der Myozentrik abweichende Schließbahn in 61,3% der Fälle zu einer signifikanten Abhängigkeit von den subjektiven Beschwerden führt ($p < 0,02$).

2.3.1.2 Kopfschmerz (Tab. 30). Die Tabelle 30 zeigt, daß Kopfschmerzen als häufigstes Symptom bei der Erhebung von subjektiven Beschwerden ein sicherer Indikator für Störungen im stomatognathen System sind. Obwohl die Angabe „Kopfschmerzen" sehr allgemein ist, weist sie zu allen, in Tabelle 30 aufgeführten Parametern eine signifikante Abhängigkeit auf. Es ist bemerkenswert, daß zwischen Kopfschmerz und dem Artikulatorbefund sowie den graphischen Analyseverfahren kein Zusammenhang festzustellen ist.

Tab. 30. Übereinstimmung mit dem Sympton Kopfschmerz.
1 subjektive Beschwerden, 2 Schwindel, 3 Ohrschmerz, 4 Ohrgeräusche, 5 Migräne, 6 Muskelkrämpfe, 7 „Zähne aufeinander", 8 M. temporalis, Sehne, 9 M. temporalis, Hinterk., 10 M. trapezius, 11 M. digastricus vent. post., 12 M. pterygoideus med., 13 Unterzungenmuskulatur, 14 Kiefergelenk, 15 Knakken, 16 Resilienztest/Kompression, 17 Kinesiographie/Photo 1: frontal, 18 Photo 2: Geschwindigkeit, 19 Photo 2: bremst vor IKP, 20 Photo 2: Knacken.

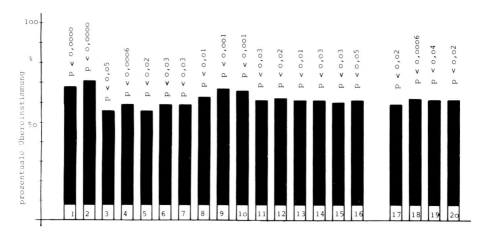

2.3.1.3 Muskeltastbefund (Tab. 31 b). Für die in Tabelle 31 b dargestellte vergleichende Auswertung sind die Einzelbefunde in einem Gesamtbefund zusammengefaßt.

Die Übereinstimmung mit der klinischen Funktionsanalyse ist überraschend gering. Nur die Abhängigkeit von der Mittellinienabweichung des Unterkiefers ist deutlich (88,8%, p < 0,02).

Dagegen ist der Zusammenhang zwischen den Druckdolenzen und dem Artikulatorbefund eindeutig (96,9%, p < 0,0001). Insbesondere das Abgleiten von der eingestellten Unterkieferlage in die habituelle Interkuspidation zeigt eine völlige Übereinstimmung (96,7%, p < 0,0001). Die relative Häufigkeit der übrigen Abhängigkeiten beträgt über 80%, ist aber nur für das sagittale Abgleiten signifikant.

Eine deutliche Zuordnung besteht zu den graphischen Verfahren: intraoraler Pfeilwinkel (82,1%, p < 0,03) und Pantographie (94,2%, p < 0,01). Von den Einzelbefunden ist allein der Zusammenhang mit der Vorgleithemmung eines der beiden Kondylen im vorgegebenen Signifikanzbereich (82,1%, p < 0,03).

Tab. 31a. Übereinstimmung des Gesamtmuskeltastbefunds mit Einzeltastbefund. 1 M. pterygoideus lat., 2 M. masseter, 3 M. digastricus vent. post., 4 M. temporalis, Vorderkante, 5 M. pterygoideus med., 6 M. temporalis, Sehne, 7 M. sternocleidomastoideus, 8 M. trapezius, 9 Unterzungenmuskulatur, 10 M. temporalis, Hinterkante.

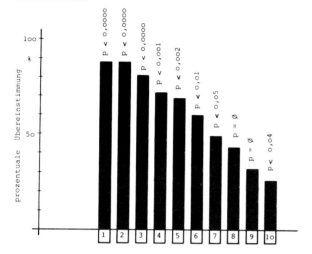

Tab. 31b. Übereinstimmung des Muskeltastbefunds mit den übrigen Funktionsanalysen.

1 subjektive Beschwerden, 2 Kiefergelenkbeschwerden, 3 Mittellinienabweichung, 4 Resilienztest, 5 Artikulator, 6 zentr. Vorkontakte, 7 Abgleiten/Artikulator, 8 sagittales Abgleiten, 9 laterales Abgleiten, 10 intraoraler Pfeilwinkel, 11 Pfeilwinkel deutet auf Kiefergelenk, 12 Pantographie, 13 ant. Platte, 14 post. horiz. Platte, 15 post. vert. Platte, 16 Kinesiographie, 17 Photo 1: sagittal, 18 Photo 1: frontal, 19 Photo 2: Geschwindigkeit, 20 Photo 2: frontal.

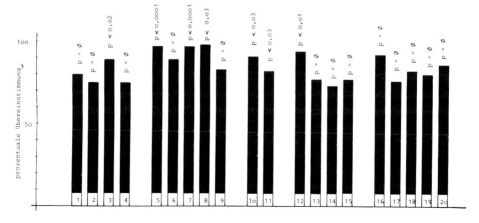

Die Abhängigkeit zur Kinesiographie beträgt 91,6%, ohne das Signifikanzniveau zu erreichen. Die Einzelbefunde zeigen ebenfalls keine signifikanten Zusammenhänge.

2.3.1.4 Druckdolenz des M. digastricus venter posterior (Tab. 32a, b). Die Zuordnung des Einzelbefundes „M. digastricus venter posterior zu den einzelnen Funktionsanalyseverfahren" zeigt ein differenzierteres Bild als die des Gesamtmuskeltastbefundes.

Innerhalb der klinischen Funktionsanalyse ist vielfach eine Übereinstimmung der Aussagen zu erkennen. Vom Kiefergelenkbefund abgesehen liegen alle Werte im Signifikanzbereich.

In 77,2% bestehen Zusammenhänge zwischen subjektiven Beschwerden und diesem Muskeltastbefund. Die Abhängigkeit von Symptomen, die auf eine Muskelinkoordination deuten, ist offensichtlich. So sind die Werte für Muskelkrämpfe mit $p < 0,04$ und der Angabe, morgens „die Zähne aufeinander" zu haben, mit $p < 0,003$ signifikant.

Tab. 32a. Übereinstimmung des Einzelbefundes: M. digastricus vent. post. mit klinischer Funktionsanalyse und Artikulator.
1 subjektive Beschwerden, 2 Kopfschmerz, 3 Muskelkrämpfe, 4 „Zähne aufeinander", 5 Muskeltastbefund, 6 M. temporalis, Vorderk., 7 M. temporalis, Sehne, 8 M. temporalis, Hinterk., 9 M. masseter, 10 M. sternocleidomastoideus, 11 M. trapezius, 12 M. pterygoideus lat., 13 M. pterygoideus med., 14 Kiefergelenk, 15 Knacken, 16 Mittellinienabweichung, 17 Resilienztest, 18 Kompression, 19 Distraktion, 20 Artikulator, 21 zentr. Vorkontakte, 22 Abgleiten/Artikulator, 23 Abgleiten sagittal, 24 Abgleiten lateral.

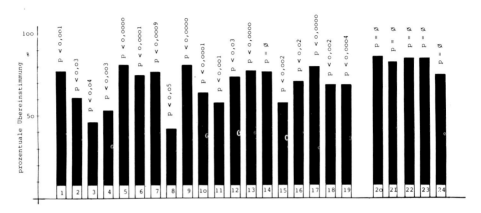

Tab. 32 b. Übereinstimmung des Einzeltastbefundes: M. digastricus vent. post. mit intraoralem Pfeilwinkel, Pantographie und Kinesiographie.
1 intraoraler Pfeilwinkel, 2 deutet auf Kiefergelenk, 3 Pantographie, 4 ant. Platte, 5 ant. Platte, deutet auf Kiefergelenk, 6 post. horiz. Platte, 7 vertikale Platte, 8 Kinesiographie, 9 Photo 1: sagittal, 10 Photo 1: frontal, 11 Photo 2: Geschwindigkeit, 12 Photo 2: bremst vor IKP, 13 Photo 2: frontal, 14 Photo 3: AP-Doppelschlag, 15 Photo 4: AP-Doppelschlag, 16 Photo 5: Myoz.-IKP, 17 Photo 8: Kauakt, Rückzug sichtbar.

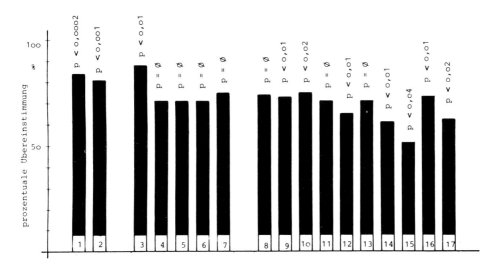

Die hohe Übereinstimmung mit dem gesamten Muskeltastbefund (81,4%, p < 0,0000) ist begründet. Bei den Einzelmuskeltastbefunden ist der Zusammenhang zwischen der Druckdolenz des M. digastricus venter posterior und dem M. masseter mit 81,3%, p < 0,0000) am deutlichsten. Der M. pterygoideus medialis steht zum M. digastricus venter posterior mit 77,5% (p < 0,0000) in einer größeren Abhängigkeit als der M. temporalis, Vorderkante (74,5%, p < 0,0001), und der M. pterygoideus lateralis (73,5%, p < 0,03). Es fällt auf, daß die Angabe über die Druckdolenz der Hinterkante des M. temporalis mit p < 0,05 signifikant korreliert.

Eine deutliche Zuordnung besteht zum Resilienztest (79,5%, p < 0,000) und seinen Einzelbefunden, zum Kiefergelenk (76,5%, p = ∅) und zur Mittellinienabweichung (76,1%, p < 0,02), weniger zum Kiefergelenkknacken (57,8%, p < 0,002).

Mit über 80% ist sie beim Artikulatorbefund, beim intraoralen Pfeilwinkel und der Pantographie hoch, aber nur beim Pfeilwinkel ($p < 0,0002$) und der Pantographie ($p < 0,01$) signifikant. Die Kinesiographie ist mit 73,7% korreliert ($p = \emptyset$). Außer beim Geschwindigkeitsdiagramm und der entsprechenden Frontalaufzeichnung sind alle Werte im vorgegebenen Signifikanzbereich. Eine weitgehende Übereinstimmung zwischen der Druckdolenz des M. digastricus venter posterior ist für die Lagedifferenz „Habituelle Interkuspidation / Myozentrik" (73,4%, $p < 0,01$) und dem Photo 1 „sagittal (72,3%, $p < 0,01$), bzw. frontal" (74,8%, $p < 0,02$) zu verzeichnen. Interessant ist der Zusammenhang zwischen dem M. digastricus venter posterior und dem in Photo 3, 4 auftretenden Doppelschlag (61,1%, $p < 0,01$, bzw. 51%, $p < 0,04$) sowie dem sagittalen Zurückziehen beim Kauen (61,6%, $p < 0,02$).

2.3.1.5 Mittellinienabweichung des Unterkiefers beim Öffnen (Tab. 33 a, b). Bei den subjektiven Beschwerden besteht mit einer relativen Häufigkeit von 76,3%

Tab. 33 a. Übereinstimmung der Mittellinienabweichung beim Öffnen des Unterkiefers mit anderen Funktionsanalysen.
1 subjektive Beschwerden, 2 Muskeltastbefund, 3 M. digastricus vent. post., 4 M. pterygoideus lat., 5 Kiefergelenk, 6 Knacken, 7 Resilienztest, 8 Artikulator, 9 zentr. Vorkontakte, 10 Abgleiten/Artikulator, 11 Abgleiten sagittal, 12 Abgleiten lateral, 13 Pfeilwinkel, 14 deutet auf Kiefergelenk, 15 Pantographie, 16 ant. Platte, 17 ant. Platte, deutet auf Kiefergelenk, 18 post. horiz. Platte, 19 vertikale Platte.

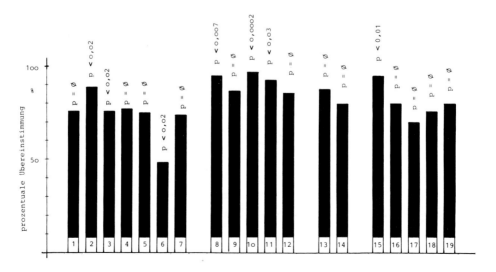

Tab. 33b. Übereinstimmung der Mittellinienabweichung beim Öffnen des Unterkiefers mit der Kinesiographie.
1 Kinesiographie, 2 Photo 1: sagittal, 3 Photo 1: frontal, 4 Photo 2: Geschwindigkeit, 5 Photo 2: frontal.

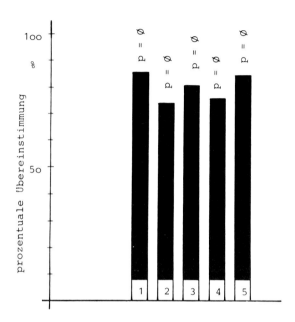

keine signifikante Übereinstimmung der Aussagen. Von den Muskeltastbefunden ist sie dagegen deutlich abhängig (88,8%, p < 0,02). Ein gesicherter Zusammenhang (95,2%, p < 0,007) besteht zwischen der Mittellinienabweichung und dem Artikulatorbefund. Als Einzelaussage ragt das Abgleiten (96,6%, p < 0,0002) heraus. Bei den graphischen Verfahren erreicht die Pantographie mit 94,7% (p < 0,01) das Signifikanzniveau, während die anderen Befunde darunter liegen.

Obwohl die relative Häufigkeit der Übereinstimmung mit dem Gesamtbefund Kinesiographie und den entsprechenden frontalen Aufzeichnungen in Photo 1 und 2 über 80% beträgt, ist sie nicht signifikant.

2.3.1.6 Kiefergelenkbefund (Tab. 34a, b). Der Zusammenhang zwischen Kiefergelenkbefund und subjektiven Beschwerden ist deutlich (79,5%, p < 0,030). Bei den Einzelsymptomen wird er für Kopfschmerzen (60,2%, p < 0,03), Gelenkschmerzen (52%, p < 0,01) und Muskelkrämpfen (45, 6%, p < 0,01) sichtbar.

Tab. 34a. Übereinstimmung des Kiefergelenkbefunds mit klinischer Funktionsanalyse und Artikulatorbefund.
1 subjektive Beschwerden, 2 Kopfschmerz, 3 Muskelkrämpfe, 4 Gelenkschmerzen, 5 Muskeltastbefund, 6 M. temporalis, Vorderk., 7 M. masseter, 8 M. digastricus vent. post., 9 M. pterygoideus lat., 10 M. pterygoideus med., 11 Mittellinienabweichung, 12 Artikulator, 13 zentr. Vorkontakte, 14 Abgleiten/Artikulator,
15 Abgleiten sagittal, 16 Abgleiten lateral.

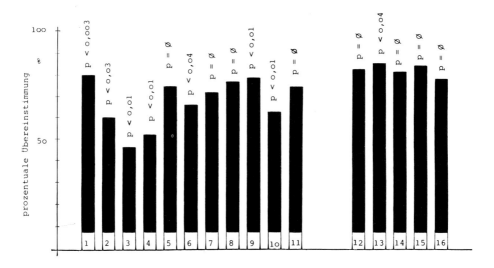

Der M. pterygoideus lateralis (78,6%, $p < 0,01$), die Vorderkante des M. temporalis (66,4%, $p < 0,04$) und der M. pterygoideus medialis (63,2%, $p < 0,01$) zeigen eine weitgehende Abhängigkeit.
Die Übereinstimmung mit der Mittellinienabweichung (74,5%) ist nicht signifikant.

Beim Artikulatorbefund ist ein Zusammenhang zwischen zentrischen Vorkontakten und Kiefergelenk mit 86% ($p < 0,04$) zu verzeichnen.

Während von den graphischen Analyseverfahren keine der dargestellten Abhängigkeiten das Signifikanzniveau erreichen, ist dies bei der Kinesiographie für den
Gesamtbefund (78,1%, $p < 0,01$) und außer dem Photo 2 frontal auch für die
übrigen in Tab. 34b dargestellten Befunde der Fall.

Tab. 34b. Übereinstimmung des Kiefergelenkbefunds mit intraoralem Pfeilwinkel, Pantographie und Kinesiographie.
1 intraoraler Pfeilwinkel, 2 deutet auf Kiefergelenk, 3 Pantographie, 4 post. horiz. Platte, 5 Kinesiographie, 6 Photo 1: sagittal, 7 Photo 2: frontal, 8 Photo 2: Knacken, 9 Photo 3: AP-Doppelschlag, 10 Photo 4: AP-Doppelschlag, 11 Photo 5: AP-Doppelschlag, 12 Photo 8: Kauakt, Rückzug.

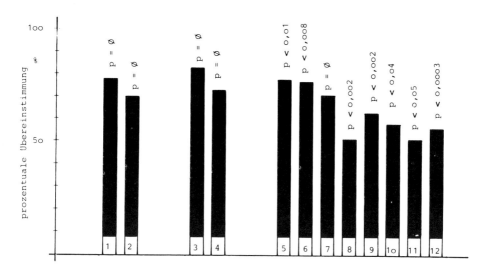

Es fällt auf, daß ein signifikanter Zusammenhang zwischen Kiefergelenk und Photo 1 sagittal, dem in Photo 3–5 sichtbaren Doppelschlag und dem sagittalen Rückzug beim Kauen besteht. Die Übereinstimmung mit dem in Bild 2 sichtbaren Knacken (51%, p < 0,002) ist bemerkenswert.

2.3.1.7 Resilienztest (Tab. 35a, b). Die Auswertung des Resilienztestes zeigt, daß für alle Funktionsanalysen eine gute Abhängigkeit besteht.
Sie liegt bei den subjektiven Beschwerden für den Gesamtbefund (80,5%, p < 0,0000), das Einzelsymptom „Kopfschmerz" (62,7%, p < 0,01) und „Zähne aufeinander" (57,8%, p < 0,0006) im vorgegebenen Signifikanzbereich.

Während der Gesamtbefund der druckdolenten Muskeln mit 74,7% nicht signifikant korreliert, weisen die Einzelbefunde eine sichere Zuordnung auf. Die zuverlässigste (79,5%) wird bei dem M. masseter (p < 0,0002) und dem M. digastricus venter posterior (p < 0,0000) erzielt, gefolgt von dem M. pterygoideus medialis (74,7%, p < 0,0001) und dem M. pterygoideus lateralis (68,6%, p < 0,05).

Tab. 35a. Übereinstimmung des Resilienztests mit klinischer Funktionsanalyse und Artikulatorbefund.

1 subjektive Beschwerden, 2 Kopfschmerz, 3 „Zähne aufeinander", 4 Muskeltastbefund, 5 M. temporalis, Vorderk., 6 M. temporalis, Sehne, 7 M. masseter, 8 M. digastricus vent. post., 9 M. sternocleidomastoideus, 10 M. trapezius, 11 M. pterygoideus lat., 12 M. pterygoideus med., 13 Mittellinienabweichung, 14 Artikulator, 15 zentr. Vorkontakte, 16 Balancekontakte, 17 Abgleiten/Artikulator, 18 Abgleiten sagittal, 19 Abgleiten lateral.

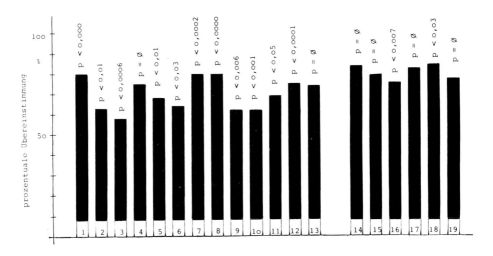

Beim Artikulatorbefund liegen die Abhängigkeiten von den Balancekontakten (75,5%, p < 0,007) und dem sagittalen Abgleiten (85,2%, p < 0,03) im Signifikanzbereich.

Für die graphischen Verfahren ist beim intraoralen Pfeilwinkel (81%, p < 0,01) und der Pantographie (89,1%, p < 0,01) die Übereinstimmung signifikant, ebenso bei der Kinesiographie (75%, p < 0,03). Hier ragt die Abhängigkeit von der frontalen Aufzeichnung in Photo 1 (75,5%, p < 0,001) mit über 70% heraus. Abgesehen von der frontalen Aufzeichnung in Photo 2 erreichen alle Zusammenhänge das vorgegebene Signifikanzniveau.

Tab. 35 b. Übereinstimmung des Resilienztests mit intraoralem Pfeilwinkel, Pantographie und Kinesiographie.

1 intraoraler Pfeilwinkel, 2 deutet auf Kiefergelenk, 3 Pantographie, 4 ant. Platte, deutet auf Kiefergelenk, 5 Kinesiographie, 6 Photo 1: frontal, 7 Photo 2: Geschwindigkeit, 8 Photo 2: bremst vor IKP, 9 Photo 2: frontal, 10 Photo 3: stabil.

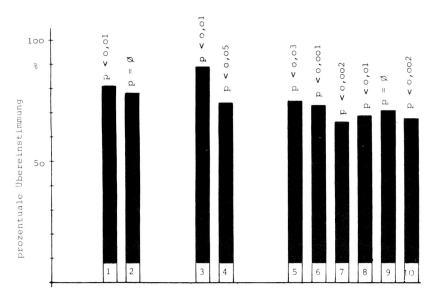

2.3.2 Instrumentelle Funktionsanalyse

2.3.2.1 Artikulatorbefund (Tab. 36 a, b). Zur Auswertung wurden die Ergebnisse der Okklusionsanalyse im Artikulator zusammengefaßt und der Gesamtbefund in Tabelle 3 den übrigen Funktionsanalysen gegenübergestellt.

Die deutliche Abhängigkeit des Artikulatorbefundes von den Muskeltastbefunden und der Mittellinienabweichung des Unterkiefers beim Öffnen wurde schon erwähnt. Wie die weitere Auswertung zeigt, sind signifikante Zusammenhänge nur noch für den intraoralen Pfeilwinkel (98,1 %, $p < 0{,}04$) und die Pantographie (97,9 %, $p < 0{,}02$) zu verzeichnen.

Es überrascht, daß die Übereinstimmung in den Aussagen mit den übrigen Parametern zwar sehr hoch ist, aber nicht in dem vorgegebenen Signifikanzniveau liegt.

Tab. 36a. Übereinstimmung des Artikulatorbefunds mit klinischer Funktionsanalyse.
1 subjektive Beschwerden, 2 Muskeltastbefund, 3 M. masseter, 4 M. digastricus
vent. post., 5 M. pterygoideus lat., 6 M. pterygoideus med., 7 Kiefergelenk, 8 Mittellinienabweichung, 9 Resilienztest.

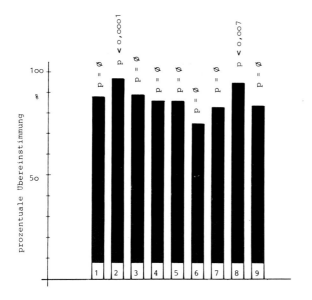

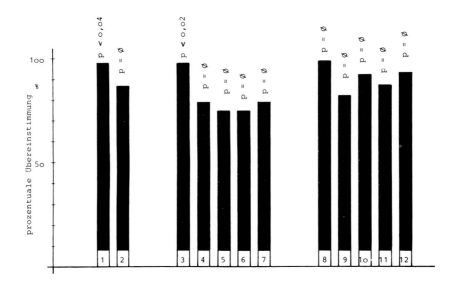

2.3.2.2 Zentrische Vorkontakte (Tab. 37 a, b). Ein besseres Ergebnis erhält man bei der Auswertung der zentrischen Vorkontakte. Hier sind neben den erwähnten signifikanten Zusammenhängen der subjektiven Beschwerden und dem Kiefergelenkbefund weitere Zusammenhänge durch den M. pterygoideus med. (87,2%,

Tab. 37a. Übereinstimmung zentrischer Vorkontakte mit klinischer Funktionsanalyse und Artikulatorbefund.

1 subjektive Beschwerden, 2 Muskeltastbefund, 3 M. masseter, 4 M. digastricus vent. post., 5 M. pterygoideus lat., 6 M. pterygoideus med., 7 Kiefergelenk, 8 Knacken, 9 Mittellinienabweichung, 10 Resilienztest, 11 Artikulator, 12 Balancekontakte, 13 Abgleiten/Artikulator, 14 Abgleiten sagittal, 15 Abgleiten lateral.

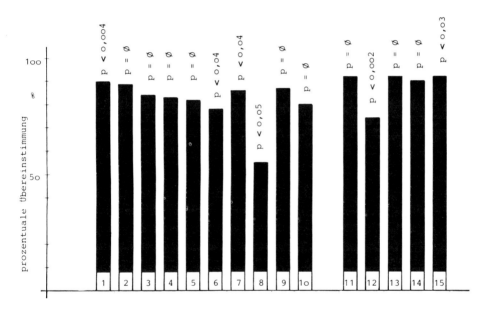

Tab. 36 b. Übereinstimmung des Artikulatorbefunds mit intraoralem Pfeilwinkel, Pantographie und Kinesiographie.

1 intraoraler Pfeilwinkel, 2 deutet auf Kiefergelenk, 3 Pantographie, 4 ant. Platte, 5 ant. Platte, deutet auf Kiefergelenk, 6 post. horiz. Platte, 7 vert. Platte, 8 Kinesiographie, 9 Photo 1: sagittal, 10 Photo 1: frontal, 11 Photo 2: Geschwindigkeit, 12 Photo 2: frontal.

Tab. 37b. Übereinstimmung zentrischer Vorkontakte mit intraoralem Pfeilwinkel, Pantographie und Kinesiographie.
1 intraoraler Pfeilwinkel, 2 deutet auf Kiefergelenk, 3 Pantographie, 4 ant. Platte, 5 ant. Platte, deutet auf Kiefergelenk, 6 post. horiz. Platte, 7 „Immediate side shift", 8 vert. Platte, 9 Kinesiographie, 10 Photo 1: sagittal, 11 Photo 1: frontal, 12 Photo 2: Geschwindigkeit, 13 Photo 2: frontal, 14 Photo 3: stabil, 15 Photo 8: Kauakt.

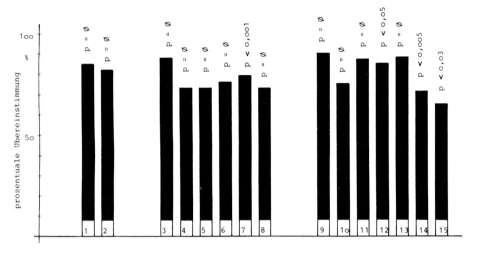

p < 0,04) und das Kiefergelenkknacken (54,7%, p < 0,05) gegeben. Es fällt auf, daß die geringste Abhängigkeit, Kiefergelenkknacken, statistisch abgesichert ist. Hierbei ist festzustellen, daß die Auswertung der Kreuztabellen einen Ausschlußbefund ergibt. Dies bedeutet, daß beim Vorliegen von Kiefergelenkknacken immer der Befund „zentrische Vorkontakte" vorliegt, während zentrische Vorkontakte nicht automatisch zum Kiefergelenkknacken führen müssen.

Zwischen den zentrischen Vorkontakten und dem lateralen Abgleiten (91,8%, p < 0,03) sowie den Balancekontakten (74,2%, p < 0,002) sind Abhängigkeiten zu verzeichnen. Bei den graphischen Analysen ist nur der Wert für den Immediate side shift mit 79,2% signifikant (p < 0,001).

Während die hohe Übereinstimmung mit dem Kinesiographiegesamtbefund (88,8%) nicht im Signifikanzbereich liegt, ist sie für das Photo 2, Geschwindigkeitsdiagramm (84,8%, p < 0,05), die Aufzeichnung der Ruhelage des Unterkiefers (71,2%, p < 0,005) und dem Kauakt (64,7%, p < 0,03) signifikant.

2.3.2.3 Intraoraler Pfeilwinkel (Tab. 38 a, b). Die Auswertung ergibt einen deutlichen Zusammenhang zwischen intraoralem Pfeilwinkel und dem M. pterygoideus med. (72,2%, p < 0,03) sowie dem Kiefergelenkknacken (55,2%, p < 0,03). Die anderen Abhängigkeiten der klinischen Funktionsanalyse wurden ebenso wie die des Artikulatorbefundes schon erwähnt.

Erwartungsgemäß liegen die Werte für die Pantographie außer einem (anteriore Platte deutet auf Kiefergelenk, 72%, p = ∅) im vorgegebenen Signifikanzbereich. Der Gesamtbefund ist mit 98% (p < 0,0000) am deutlichsten korreliert. Dagegen erreichen die Abhängigkeiten der Kinesiographie das Signifikanzniveau nicht, obwohl sie in vielen Fällen über 80% liegen.

Tab. 38a. Übereinstimmung intraoraler Pfeilwinkel mit klinischer Funktionsanalyse und Artikulator.
1 subjektive Beschwerden, 2 Muskeltastbefund, 3 M. masseter, 4 M. digastricus vent. post., 5 M. pterygoideus lat., 6 M. pterygoideus med., 7 Kiefergelenk, 8 Knacken, 9 Mittellinienabweichung, 10 Resilienztest, 11 Artikulator, 12 zentr. Vorkontakte, 13 Artikulator/Abgleiten, 14 Abgleiten sagittal, 15 Abgleiten lateral.

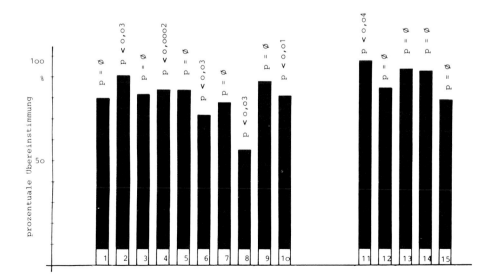

Tab. 38b. Übereinstimmung intraoraler Pfeilwinkel mit Pantographie und Kinesiographie.
1 Pantographie, 2 ant. Platte, 3 ant. Platte, deutet auf Kiefergelenk, 4 post. horiz. Platte, 5 vert. Platte, 6 Kinesiographie, 7 Photo 1: sagittal, 8 Photo 1: frontal, 9 Photo 2: Geschwindigkeit, 10 Photo 2: frontal.

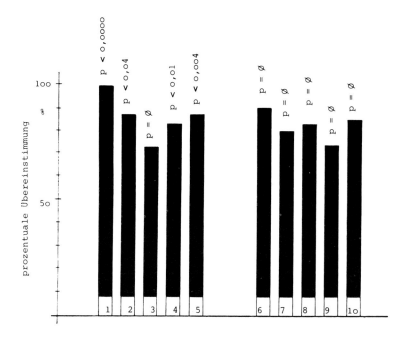

2.3.2.4 Pantographie (Tab. 39a, b). Neben den beschriebenen Zusammenhängen zwischen der Pantographie und den Befunden der klinischen Funktionsanalyse wird ein weiterer Zusammenhang für das Abgleiten im Artikulatur (97,9%, $p < 0,02$) deutlich.
Trotz weitgehender Übereinstimmung mit Aussagen der Kinesiographie erreicht kein Wert das vorgegebene Signifikanzniveau.

Tab. 39a. Übereinstimmung der Pantographie mit klinischer Funktionsanalyse und Artikulatorbefund.
1 subjektive Beschwerden, 2 Muskeltastbefund, 3 M. masseter, 4 M. digastricus vent. post., 5 M. pterygoideus lat., 6 M. pterygoideus med., 7 Kiefergelenk, 8 Mittellinienabweichung, 9 Resilienztest, 10 Artikulator, 11 zentr. Vorkontakte, 12 Balancekontakte, 13 Abgleiten/Artikulator, 14 Abgleiten sagittal, 15 Abgleiten lateral.

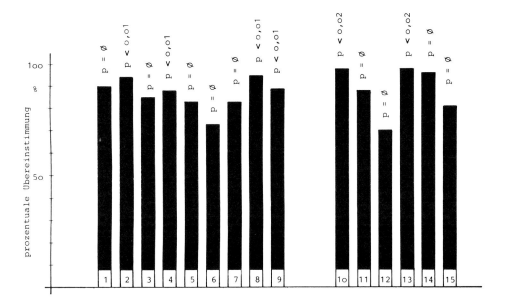

Tab. 39 b. Übereinstimmung der Pantographie mit intraoralem Pfeilwinkel und Kinesiographie.
1 intraoraler Pfeilwinkel, 2 deutet auf Kiefergelenk, 3 Kinesiographie, 4 Photo 1: sagittal, 5 Photo 1: frontal, 6 Photo 2: Geschwindigkeit, 7 Photo 2: frontal.

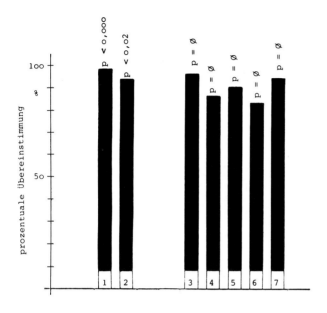

2.3.2.5 Immediate side shift (Tab. 40). Zu den schon bekannten Abhängigkeiten ergibt die vergleichende Auswertung für die klinische Funktionsanalyse Zusammenhänge zwischen dem Immediate side shift und dem Symptom „Zähne aufeinander" (59,4%, $p < 0,007$), dem M. sternocleidomastoideus (65,3%, $p < 0,03$) sowie dem M. pterygoideus med. (47,3%, $p < 0,007$).

Das laterale Abgleiten (74,5%, $p < 0,03$) ist ebenso signifikant wie die Übereinstimmung mit allen, in Tab. 40 aufgeführten Kinesiographiebefunden. Neben der Aufzeichnung der Ruhelage des Unterkiefers in Photo 3 (70,8%, $p < 0,02$) werden wieder Abhängigkeiten zu dem Doppelschlag (Photo 3–5) und dem Kauakt (Photo 8) deutlich.

Tab. 40. Übereinstimmung des „Immediate side shift" (Pantographie) mit anderen Funktionsanalysen.

1 subjektive Beschwerden, 2 „Zähne aufeinander", 3 M. sternocleidomastoideus, 4 M. pterygoideus med., 5 zentr. Vorkontakte, 6 Abgleiten/Artikulator sagittal, 7 Abgleiten/Artikulator lateral, 8 intraoraler Pfeilwinkel, 9 Photo 3: stabil, 10 Photo 3: AP-Doppelschlag, 11 Photo 4: AP-Doppelschlag, 12 Photo 5: AP-Doppelschlag, 13 Photo 8: Kauakt, 14 Photo 8: Ausdehnung, 15 Photo 8: Rückzug sichtbar.

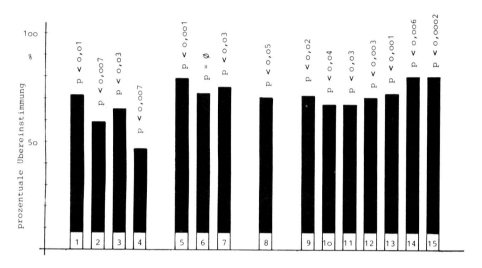

2.3.2.6 Kinesiographie (Tab. 41a, b). Die zu einem Gesamtbefund zusammengefaßten Einzelbefunde der Kinesiographie ergeben nur für die klinische Funktionsanalyse signifikante Abhängigkeiten. Auf diese wurde bei den entsprechenden Auswertungen schon hingewiesen. Trotz hoher Übereinstimmung mit den Befunden der Okklusionsanalyse im Artikulator, dem intraoralen Pfeilwinkel und der Pantographie von über 80% erreichen alle Werte das vorgegebene Signifikanzniveau wegen der Zusammensetzung der Stichprobe (stark differierende Zeilen- und Spaltensummen) nicht.

Dagegen sind bei den Einzelbefunden die signifikanten Zusammenhänge häufiger.

Tab. 41a.   Übereinstimmung der Kinesiographie mit klinischer Funktionsanalyse und Artikulatorbefund.
1 subjektive Beschwerden, 2 Muskeltastbefund, 3 M. masseter, 4 M. digastricus vent. post., 5 M. pterygoideus lat., 6 Kiefergelenk, 7 Mittellinienabweichung, 8 Resilienztest, 9 Artikulator, 10 zentr. Vorkontakte, 11 Abgleiten/Artikulator, 12 Abgleiten sagittal, 13 Abgleiten lateral.

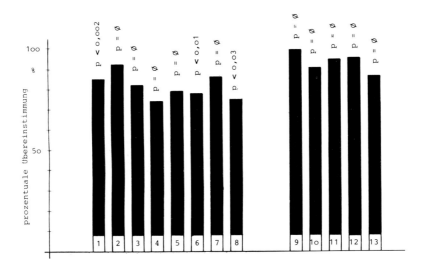

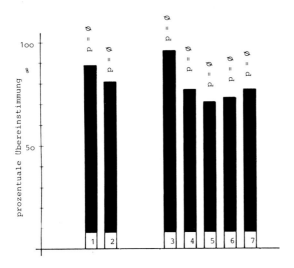

Photo 1, sagittal (Tab. 42 a, b). Zu den bekannten Abhängigkeiten der klinischen Funktionsanalyse erreichen die Werte für die subjektiven Beschwerden (76,7%, p < 0,02), die Sehne des M. temporalis (61,1%, p < 0,04), den M. pterygoideus lat. (71,6%, p < 0,02) und den M. pterygoideus med. (66,3%, p < 0,01) ebenfalls das Signifikanzniveau. Trotz einer meist über 80% liegenden Übereinstimmung mit Aussagen der instrumentellen Okklusionsanalyse erreicht keiner dieser Werte das Signifikanzniveau. Das gleiche gilt für die graphischen Analysen.

Tab. 42a. Übereinstimmung Photo 1: sagittal mit klinischer Funktionsanalyse und Artikulator.
1 subjektive Beschwerden, 2 Muskeltastbefund, 3 M. temporalis, Sehne, 4 M. masseter, 5 M. digastricus vent. post., 6 M. pterygoideus lat., 7 M. pterygoideus med., 8 Kiefergelenk, 9 Mittellinienabweichung, 10 Artikulator, 11 zentr. Vorkontakte, 12 Abgleiten/Artikulator, 13 Abgleiten sagittal, 14 Abgleiten lateral.

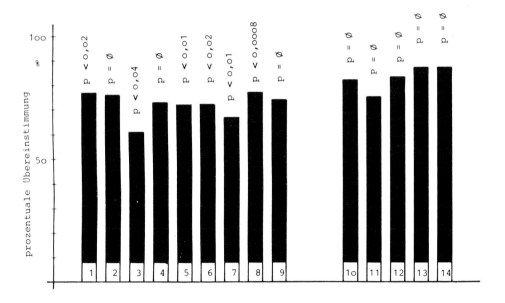

Tab. 41b. Übereinstimmung der Kinesiographie mit intraoralem Pfeilwinkel und Pantographie.
1 intraoraler Pfeilwinkel, 2 deutet auf Kiefergelenk, 3 Pantographie, 4 ant. Platte, 5 ant. Platte, deutet auf Kiefergelenk, 6 post. horiz. Platte, 7 vert. Platte.

Tab. 42b. Übereinstimmung Photo 1: sagittal mit intraoralem Pfeilwinkel, Pantographie und Kinesiographie.
1 intraoraler Pfeilwinkel, 2 deutet auf Kiefergelenk, 3 Pantographie, 4 ant. Platte, 5 post. Platte, 6 vert. Platte, 7 Kinesiographie, 8 Photo 1: frontal, 9 Photo 2: Geschwindigkeit, 10 Photo 2: bremst vor IKP, 11 Photo 2: frontal, 12 Photo 3: AP-Doppelschlag, 13 Photo 5: Diff. Myoz./IKP/sagittal, 14 Photo 8: Rückzug sichtbar.

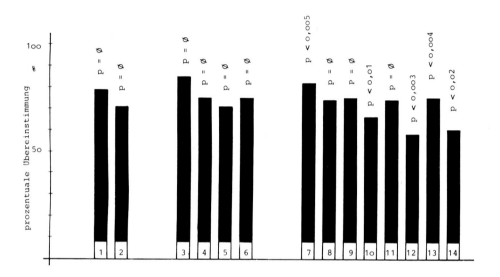

Neben dem Gesamtbefund „Kinesiographie" (82,4%, $p < 0,005$) ist das im Geschwindigkeitsdiagramm sichtbare Abbremsen vor Okklusion (65,6%, $p < 0,01$), der Doppelschlag in Photo 3 (57,9%, $p < 0,003$), die sagittale Differenz habituelle Interkuspidation-Myozentrik (74,7%, $p < 0,004$) und der in Photo 8 sichtbare Rückzug beim Kauen (60,2%, $p < 0,02$) signifikant zu der sagittalen Aufzeichnung in Photo 1 korreliert.

Photo 1, frontal (Tab. 43a, b). Die Auswertung macht innerhalb der klinischen Funktionsanalyse Abhängigkeiten von dem Symptom Kopfschmerz (58,6%, $p < 0,02$), dem M. pterygoideus med. (68,7%, $p < 0,003$), dem Kiefergelenkknakken (47,1%, $p < 0,05$) und der im Resilienztest nach *Gerber* feststellbaren Kompression des Kiefergelenks (66,2%, $p < 0,003$) deutlich. Von den Befunden der Okklusionsanalyse im Artikulator sind mit über 90% die Werte für das Abgleiten im vorgegebenen Signifikanzbereich. Während die Zusammenhänge mit den graphischen Analysen in keinem Fall das Signifikanzniveau erreichen, sind sie für das Geschwindigkeitsdiagramm (84,8%, $p < 0,0000$), das sichtbare Abbremsen vor der habituellen Interkuspidation (64,6%, $p < 0,01$), die entsprechende frontale Aufzeichnung (86,4%, $p < 0,0000$) und den Kauakt (67%, $p < 0,02$) signifikant.

Tab. 43 a. Übereinstimmung Photo 1: frontal mit klinischer Funktionsanalyse und Artikulatorbefund.
1 subjektive Beschwerden, 2 Kopfschmerz, 3 Muskeltastbefund, 4 M. masseter, 5 M. digastricus vent. post., 6 M. pterygoideus med., 7 Kiefergelenkknacken, 8 Mittellinienabweichung, 9 Resilienztest, 10 Resilienztest/Kompression, 11 Artikulator, 12 zentr. Vorkontakte, 13 Abgleiten/Artikulator, 14 Abgleiten sagittal, 15 Abgleiten lateral.

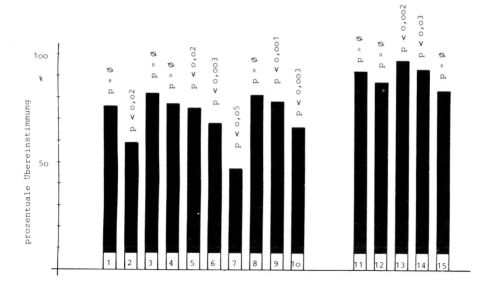

Photo 2, Geschwindigkeitsdiagramm (Tab. 44a, b). In 76,6% der Fälle sind Übereinstimmungen mit dem Gesamtbefund „subjektive Beschwerden" zu verzeichnen ($p < 0,04$). Zum Einzelsymptom Kopfschmerz ist die Aussage des Geschwindigkeitsdiagramms mit 61,6% korreliert ($p < 0,006$), zum Symptom Muskelkrämpfe mit 44,3% ($p < 0,02$).

Tab. 43 b. Übereinstimmung Photo 1: frontal mit intraoralem Pfeilwinkel, Pantographie und Kinesiographie.
1 intraoraler Pfeilwinkel, 2 deutet auf Kiefergelenk, 3 Pantographie, 4 ant. Platte, 5 post. horiz. Platte, 6 vert. Platte, 7 Kinesiographie, 8 Photo 1: sagittal, 9 Photo 2: Geschwindigkeit, 10 Photo 2: bremst vor IKP, 11 Photo 2: frontal, 12 Photo 8: Kauakt.

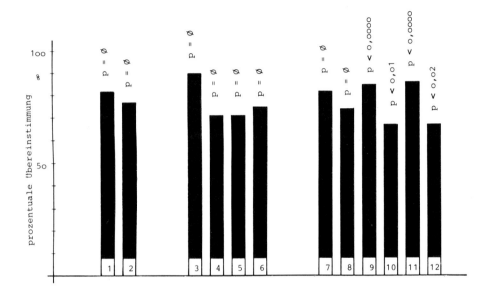

Weitere Abhängigkeiten bestehen für den M. trapezius (52,6%, $p < 0,01$), den M. pterygoideus med. (66,3%, $p < 0,03$), die Druckdolenz des lateralen Kondylenpols (59%, $p < 0,003$), den Resilienztest (66,2%, $p < 0,002$) und seines Einzelbefundes Distraktion (61,2%, $p < 0,01$).

Mit Ausnahme der zentrischen Vorkontakte (64,8%, $p < 0,05$) sind für den Artikulatorbefund und die graphischen Analyseverfahren keine signifikanten Werte zu verzeichnen. Hohe Abhängigkeiten ergeben sich für den Gesamtbefund „Kinesiographie" und seine Einzelbefunde. Außer dem Photo 1/sagittal sind alle im vorgegebenen Signifikanzbereich. Am sichersten sind die Frontalaufzeichnungen des Photos 1 (84,8%, $p < 0,0000$) und des Photos 2 (82,4%, $p < 0,01$) korreliert.

Tab. 44a. Übereinstimmung Photo 2: Geschwindigkeitsdiagramm mit klinischer Funktionsanalyse und Artikulatorbefund.

1 subjektive Beschwerden, 2 Kopfschmerz, 3 Muskelkrämpfe, 4 Muskeltastbefund, 5 M. masseter, 6 M. digastricus vent. post., 7 M. pterygoideus lat., 8 M. trapezius, 9 M. pterygoideus med., 10 Druckdolenz lateral, 11 Mittellinienabweichung, 12 Kiefergelenkdistraktion, 13 Resilienztest, 14 Artikulator, 15 zentr. Vorkontakte, 16 Artikulator/Abgleiten, 17 Abgleiten sagittal, 18 Abgleiten lateral.

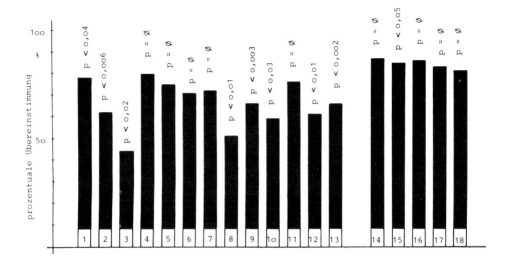

Photo 2, Abbremsen vor habitueller Interkuspidation (Tab. 45). Alle Zusammenhänge liegen im vorgegebenen Signifikanzbereich. Innerhalb der klinischen Funktionsanalyse liegt die Abhängigkeit für den M. pterygoideus med. (71,6%, $p < 0,0001$) am höchsten. Die Übereinstimmung mit dem Symptom „Kopfschmerz" (60,6%, $p < 0,04$), dem Symptom „Muskelkrämpfe" (64,6%, $p < 0,0000$), dem Symptom „Gelenkschmerzen" (62%, $p < 0,01$), der Sehne des M. temporalis (62,1%, $p < 0,03$) und dem M. digastricus venter posterior (65,3%, $p < 0,01$) sind bemerkenswert.

Die vergleichende Auswertung der Okklusion im Artikulator und der graphischen Verfahren ergab keine signifikante Zuordnung. Bei der Kinesiographie sind außer den schon beschriebenen Übereinstimmungen der Photos 1 und 2 weitere für das

Tab. 44 b.   Übereinstimmung Photo 2: Geschwindigkeitsdiagramm mit intraoralem Pfeilwinkel, Pantographie und Kinesiographie.
1 intraoraler Pfeilwinkel, 2 deutet auf Kiefergelenk, 3 Pantographie, 4 Kinesiographie, 5 Photo 1: sagittal, 6 Photo 1: frontal, 7 Photo 2: bremst vor IKP, 8 Photo 2: frontal, 9 Photo 2: Knacken, 10 Photo 3: stabil, 11 Photo 6: Schluckakt, 12 Photo 8: Kauakt, 13 Photo 8: Rückzug sichtbar.

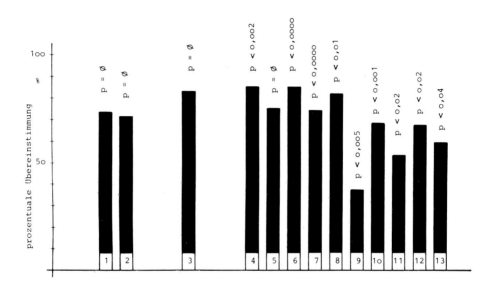

Photo 3, Ruhelage (66,9%, p < 0,001) und dem sagittalen Zurückziehen beim Kauen (61,2%, p < 0,03) zu verzeichnen.

Photo 3, Ruhelage des Unterkiefers (Tab. 46).   Die vergleichende Auswertung ergibt für alle in Tab. 46 aufgeführten Befunde Abhängigkeiten, die im vorgegebenen Signifikanzbereich liegen.
Für die Erhebungen der klinischen Funktionsanalyse sind sie bei dem Gesamtbefund „subjektive Beschwerden" (70,9%, p < 0,0002), dem M. pterygoideus med. (69,5%, p < 0,008) und dem Resilienztest (68,2%, p < 0,002) am deutlichsten. Die Werte für die Balancekontakte (72,4%, p < 0,004) und für die Aufzeichnung auf den gelenknah angebrachten Horizontalplatten bei der Pantographie (70,9%, p < 0,04) sind den schon beschriebenen noch hinzuzufügen.

Tab. 45. Übereinstimmung Photo 2: „bremst vor IKP" mit anderen Funktions-analysen.
1 subjektive Beschwerden, 2 Kopfschmerz, 3 Ohrgeräusche, 4 Muskelkrämpfe, 5 Gelenkschmerzen, 6 M. temporalis, Sehne, 7 M. digastricus vent. post., 8 M. pterygoideus med., 9 M. sternocleidomastoideus, 10 Knacken, 11 Resilienz-test, 12 Photo 1: sagittal, 13 Photo 1: frontal, 14 Photo 2: Geschwindigkeit, 15 Photo 2: frontal, 16 Photo 3: stabil, 17 Photo 8: Kauakt, Rückzug sichtbar.

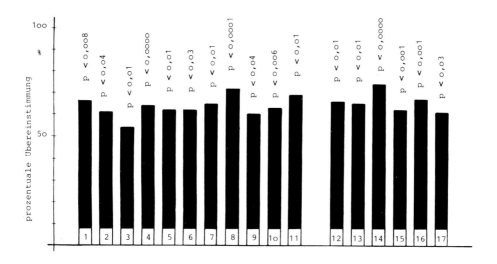

Außer den bekannten Übereinstimmungen mit Befunden der Kinesiographie sind die Abhängigkeiten von Doppelschlag (58,9%, $p < 0,04$), Schluckakt (62,7%, $p < 0,01$) und Kauakt sowie „Rückzug sichtbar" (64,1%, $p < 0,007$) bemerkenswert.

Photo 3, Anterior-posteriorer Doppelschlag (Tab. 47). Alle Zusammenhänge der aufgezeigten Befunde sind signifikant. Außer den schon erwähnten Abhängigkeiten ist die Aufzeichnung auf der gelenknah angebrachten Platte bei der Pantographie mit 66,6% signifikant ($p < 0,03$).
Die vergleichende Auswertung ergibt innerhalb der Kinesiographie für Schluckakt (61,8%, $p < 0,02$), Kauakt und „Rückzug sichtbar" (72,9%, $p < 0,0000$) eine sichere Übereinstimmung.

Photo 3, AV-Ratio. In der Tab. 48 sind für die Gesamtbefunde der einzelnen Funktionsanalysen die Kreuztabellen der entsprechenden AV-Ratio aufgetragen.

Tab. 46. Übereinstimmung Photo 3: Ruhelage mit anderen Funktionsanalysen.
1 subjektive Beschwerden, 2 „Zähne aufeinander", 3 M. temporalis, Sehne,
4 M. pterygoideus med., 5 Knacken, 6 Resilienztest, 7 Kiefergelenkdistraktion,
8 zentr. Vorkontakte, 9 Balancekontakte, 10 Pantographie post. horiz. Platte,
11 „Immediate side shift", 12 Photo 2: Geschwindigkeit, 13 Photo 2: bremst vor
IKP, 14 Photo 3: AP-Doppelschlag, 15 Photo 6: Schluckakt, 16 Photo 8: Kauakt,
17 Photo 8: Rückzug sichtbar.

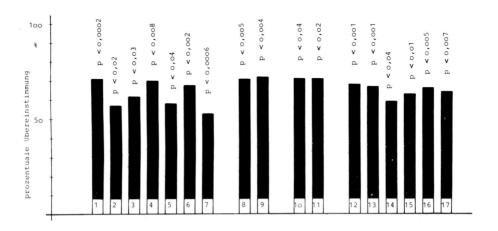

Bei der negativen AV-Ratio ergibt sich ein Ausschlußbefund aller Funktionsanalyseverfahren. Dies bedeutet, daß immer pathologische Befunde auftreten, wenn
diese AV-Ratio vorliegt. Mit Ausnahme des Gesamtbefundes „subjektive Beschwerden" und der Muskeltastbefunde gilt diese Aussage auch für eine neutrale
AV-Ratio. Die Tendenz, daß eine neutrale AV-Ratio auch zu subjektiven Beschwerden und Muskeltastbefunden führt, ist aber nur durch eine geringe Zahl an
Befunden erhärtet.

Die Analyse des Verhältnisses von anterior-posteriorer Bewegung zur vertikalen
bei normaler AV-Ratio zeigt, daß außer dem Gesamtbefund „subjektive Beschwerden" bei einem Verhältnis größer als 1 : 2,5 nur pathologische Befunde
auftreten (Tab. 49).

Photo 8, Kauakt, Rückzug sichtbar (Tab. 50). Zwischen dieser Aufzeichnung und
dem Gesamtbefund „subjektive Beschwerden" (60%, p < 0,02) besteht ebenso
wie für die Vorderkante des M. temporalis (66,2%, p < 0,002), die Hinterkante

Tab. 47. Übereinstimmung Photo 3: AP-Doppelschlag mit anderen Funktionsanalysen.
1 subjektive Beschwerden, 2 M. temporalis, Vorderk., 3 M. digastricus vent. post.,
4 Kiefergelenk, 5 Pantographie post. horiz. Platte, 6 „Immediate side shift",
7 Photo 1: sagittal, 8 Photo 2: frontal, 9 Photo 3: stabil, 10 Photo 6: Schluckakt,
11 Photo 8: Rückzug sichtbar.

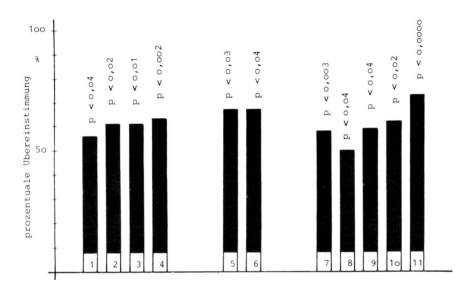

Tab. 48. Kreuztabellen der AV-Ratio/Gesamtbefund der einzelnen Funktionsanalysen.

	normal	neutral	negativ
subj. Beschwerden n = 103			
nein	14	4	0
ja	58	14	13
Muskeltastbefund n = 95			
nein	6	1	0
ja	64	14	10

Fortsetzung ▶

Fortsetzung von Tab. 48

	normal	neutral	negativ
Artikulator n = 60			
nein	1	0	0
ja	45	10	4
Artikulator/Abgleiten n = 60			
nein	1	0	0
ja	45	10	4
i. o. Pfeilwinkel n = 62			
nein	6	0	0
ja	41	11	4
Pantographie n = 48			
nein	2	0	0
ja	34	8	4
Kinesiographie n = 119			
nein	3	0	0
ja	84	19	13

(61,6%, $p < 0,05$) und die Ausdehnung des Kauaktes (60,2%, $p < 0,05$) ein deutlicher Zusammenhang. Die anderen Abhängigkeiten liegen ebenfalls im vorgegebenen Signifikanzniveau und wurden bei den entsprechenden Tabellen schon beschrieben.

2.3.3   Vergleichende Auswertungen der Unterkieferlage (Photo 5)

2.3.3.1 Lagedifferenz: habituelle Interkuspidation – Myozentrik (Tab. 51). Das Häufigkeitsverhalten der Einzeldifferenzen wird auch in den Kreuztabellen, die die Abhängigkeit zu den Gesamtbefunden der verschiedenen Funktionsanalyseverfahren darstellen, sichtbar. Im Bereich von 0,7–0,9 mm sind die wenigsten Befunde lokalisiert. Interessant ist, daß bei Übereinstimmung von habitueller Interkuspidation und Myozentrik Einzelbefunde der verschiedenen Funktionsanalyseverfahren auf ein gesundes stomatognathes System hinweisen. Es fällt auf, daß in zwei Fällen

Tab. 49. Kreuztabellen des Betrages der normalen AV-Ratio/Gesamtbefund der einzelnen Funktionsanalysen.

	1: 0–0,9	1: 1,0–1,4	1: 1,5–1,9	1: 2,0–2,4	1: 2,5–2,9	1: 3,0–3,9	1: 4,0–4,9	1: 5,0–5,9	1: 6,0
sub. Beschwerden n = 72									
nein	2	2	4	3	0	2	0	0	1
ja	5	8	14	17	5	3	1	1	4
Muskeltastbefund n = 70									
nein	2	2	0	2	0	0	0	0	0
ja	5	8	17	17	5	5	1	1	5
Artikulator n = 46									
nein	0	0	1	0	0	0	0	0	0
ja	3	6	11	12	4	3	1	1	4
Artikulator/Abgleiten n = 46									
nein	0	0	1	0	0	0	0	0	0
ja	3	6	11	12	4	3	1	1	4
intraor. Pfeilwinkel n = 47									
nein	0	2	2	2	0	0	0	0	0
ja	1	6	10	12	3	4	1	1	3
Pantographie n = 36									
nein	0	0	2	0	0	0	0	0	0
ja	2	4	8	10	2	2	1	1	4
Kinesiographie n = 87									
nein	0	1	1	1	0	0	0	0	0
ja	8	12	19	20	8	8	1	2	6

Tab. 50. Übereinstimmung Photo 8: Kauakt, Rückzug sichtbar mit anderen Funktionsanalysen.
1 subjektive Beschwerden, 2 M. temporalis, Vorderk., 3 M. temporalis, Hinterk., 4 M. digastricus vent. post., 5 M. pterygoideus med., 6 Kiefergelenk, 7 zentr. Vorkontakte, 8 intraoraler Pfeilwinkel, 9 „Immediate side shift", 10 Photo 1: sagittal, 11 Photo 2: Geschwindigkeit, 12 Photo 2: bremst vor IKP, 13 Photo 2: frontal, 14 Photo 3: stabil, 15 Photo 3: AP-Doppelschlag, 16 Photo 8: Kauakt Ausdehnung.

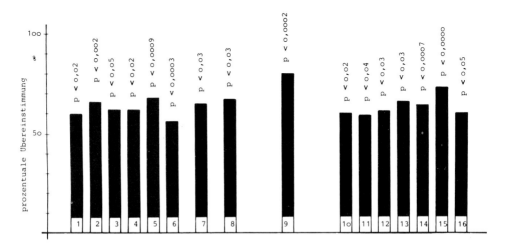

der Gesamtbefund Kinesiographie physiologisch ist, wenn die habituelle Interkuspidation mit der Myozentrik übereinstimmt. Bei Lagedifferenzen zur Myozentrik resultieren dagegen immer pathologische Aufzeichnungen.

2.3.3.2 Lagedifferenz: habituelle Interkuspidation – maximal retrudierte Kontaktposition (Tab. 52). Wie die Tab. 52 im Vergleich zur Tab. 27b zeigt, wird auch bei den Kreuztabellen deutlich, daß der größte Teil der Patienten eine Differenz von 0,4–0,6 mm zur maximal retrudierten Kontaktposition aufweist. Im Gegensatz zur Lagedifferenz „habituelle Interkuspidation-Myozentrik", bei deren Übereinstimmung in jeder Funktionsanalyse einzelne physiologische Befunde auftraten, ist das Zusammentreffen von habitueller Interkuspidation und retrudierter Kontaktposition mit Ausnahme des Gesamtbefundes „subjektive Beschwerden" bei allen Funktionsanalysen mit pathologischen Befunden verbunden. Bei den subjektiven

Tab. 51. Kreuztabellen der Differenz IKP-Myozentrik/Gesamtbefund der einzelnen Funktionsanalysen.

Klasseneinteilung in mm									
0	0,1–0,3	0,4–0,6	0,7–0,9	1,0–1,2	1,3–1,5	1,6–1,8	1,9–2,1	2,2–2,7	2,8
sub. Beschwerden n = 92									
nein 7	0	3	2	3	0	0	0	0	0
ja 18	19	18	4	10	2	1	3	1	1
Muskeltastbefund n = 84									
nein 3	1	1	1	0	0	0	1	0	0
ja 22	16	19	4	12	2	1	1	0	0
Artikulator n = 56									
nein 1	0	0	0	0	0	0	0	0	0
ja 15	12	14	2	9	2	1	0	0	0
Artikulator/Abgleiten n = 56									
nein 1	0	0	0	0	0	0	0	0	0
ja 15	12	14	2	9	2	1	0	0	0
intraor. Pfeilwinkel n = 57									
nein 4	1	0	1	0	0	0	0	0	0
ja 13	9	15	1	10	2	2	0	0	0
Pantographie n = 45									
nein 2	0	0	0	0	0	0	0	0	0
ja 10	10	12	1	8	1	1	0	0	0
Kinesiographie n = 99									
nein 2	0	0	0	0	0	0	0	0	0
ja 25	20	24	6	14	2	1	3	1	1

Tab. 52.   Kreuztabellen der Differenz RKP-IKP/Gesamtbefund der einzelnen Funktionsanalysen.

	Klasseneinteilung in mm									
	0	0,1–0,3	0,4–0,6	0,7–0,9	1,0–1,2	1,3–1,5	1,6–1,8	1,9–2,1	2,2–2,7	2,8
sub. Beschwerden n = 90										
nein	2	1	10	3	0	0	0	0	0	0
ja	12	8	35	7	6	2	3	1	0	0
Muskeltastbefund n = 83										
nein	0	0	3	2	1	0	0	0	0	0
ja	12	8	39	7	5	2	3	1	0	0
Artikulator n = 53										
nein	0	0	1	0	0	0	0	0	0	0
ja	9	8	21	5	2	2	0	0	0	0
Artikulator/Abgleiten n = 53										
nein	0	0	1	0	0	0	0	0	0	0
ja	9	8	21	5	2	2	0	0	0	0
intraor. Pfeilwinkel n = 55										
nein	0	0	4	1	0	0	0	0	0	0
ja	9	7	21	5	4	2	1	0	0	0
Pantographie n = 43										
nein	0	0	2	0	0	0	0	0	0	0
ja	8	7	19	3	2	1	1	0	0	0
Kinesiographie n = 98										
nein	0	0	2	1	0	0	0	1	0	0
ja	15	10	48	10	6	2	3	0	0	0

Beschwerden haben nur zwei Patienten keine Mißempfindungen. Bei allen Funktionsanalysen sind in einem Bereich von 0,4–0,6 mm vor maximal retrudierter Kontaktposition die Aussagen, daß keine Beschwerden vorliegen, am häufigsten.

2.4 Zusammenfassung der Ergebnisse

Unsere Untersuchung zeigt in Übereinstimmung mit der Literatur (36, 77, 80, 222, 306, 312, 318), daß mehr Frauen als Männer ein funktionsgestörtes Kauorgan haben. Der Altersgipfel liegt für beide Geschlechter zwischen 23 und 40 Jahren (46,3%, siehe Tab. 12 a).
Bei den subjektiven Beschwerden überwiegen die Angaben über Kopfschmerzen und Kiefergelenkbeschwerden (siehe Tab. 13). Von den Muskeltastbefunden sind der M. pterygoideus lateralis und der M. masseter am häufigsten druckdolent, gefolgt vom M. digastricus venter posterior und der Vorderkante des M. temporalis. Die Untersuchung der Druckdolenzen ergibt für die linke Seite die meisten Befunde. Die Mittellinie des Unterkiefers weicht dementsprechend mehr nach links ab (siehe Tab. 14, 16). Bei den Kiefergelenkbefunden stehen die Symptome Reiben, Knacken und die Druckdolenz des lateralen Kondylenpols im Vordergrund (siehe Tab. 17).

Im Artikulator waren in erster Linie das Abgleiten und die zentrischen Vorkontakte zu verzeichnen. Balancekontakte treten weniger häufig auf (siehe Tab. 19).

Pantographische Aufzeichnungen weisen mehr auf Störungen des Kausystems hin als der intraoral geschriebene Pfeilwinkel (siehe Tab. 21).

Von den kinesiographischen Aufzeichnungen, die auf ein funktionsgestörtes Kauorgan deuten, sind die des Geschwindigkeitsdiagramms und des Photos 1/sagittal (S. 92) an erster Stelle zu erwähnen, gefolgt von den Frontalaufzeichnungen der Photos 1 und 2 (siehe Tab. 22).

Eine Übereinstimmung zwischen habitueller Interkuspidation und retraler Kontaktposition tritt weniger auf als die zwischen habitueller Interkuspidation und Myozentrik. Die meisten Abweichungen von der habituellen Interkuspidation treten für die maximal retrudierte Kontaktposition und die Myozentrik im Bereich von 0–0,9 mm auf (siehe Tab. 26, 27).

Die vergleichende Auswertung der Funktionsanalysen macht deutlich, daß jede der untersuchten Methoden in der Lage ist, Auskunft über den Zustand des stomatognathen Systems zu geben. Im Anwendungsbereich der einzelnen Techniken werden aber Unterschiede deutlich. So ist die Kinesiographie eher in der Lage, pathologische Zusammenhänge im Funktionsbereich des Kauorgans darzustellen, während die graphischen Analysen über Störungen im Grenzbereich besser Auskunft geben können.

Die Auswertung der Einzelbefunde beider Verfahren ergibt, daß einige kinesiographische Aufzeichnungen zu der pantographischen Aufzeichnung des Immediate side shift in einer im vorgegebenen Signifikanzbereich liegenden Abhängigkeit stehen. Der Artikulatorbefund und die klinische Funktionsanalyse können sowohl Störungen im Funktionsbereich als auch im Grenzbereich des Kausystems darstellen.

Für die Anwendung der einzelnen Funktionsanalyse in der Praxis ist somit folgendes festzustellen:

Die klinische Funktionsanalyse und die Auswertung der zentrischen Vorkontakte im Artikulator geben genügend Hinweise für Störungen im stomatognathen System.

Dies ist eine wesentliche Erkenntnis für die Ausführung der Bißregistrierung in der täglichen Praxis.

Die Kinesiographie bringt die pathogenetischen Zusammenhänge bei der Entstehung von neuromuskulären Inkoordinationen deutlich zum Ausdruck. Die Technik ist für die Praxis zu aufwendig.

Die graphischen Verfahren (intraoraler Pfeilwinkel, Pantographie) geben über die Ursache funktioneller Störungen nur bedingt Aufschluß.

Die Untersuchung der verschiedenen Unterkieferpositionen deutet darauf hin, daß der Unterkiefer mit einem minimalen Vorschub (0,7–0,9 mm) eingestellt werden sollte. Dies entspricht der habituellen Einstellung im ursprünglichen Sinn bzw. der Einstellung mit einer geringen „long centric" (279).

Die Überprüfung der klinischen Anwendung des Myo-Monitors ergibt, daß er bei der Initialtherapie des funktionsgestörten Kauorgans eine wertvolle Hilfe ist.

VII Diskussion

1 Kinetische Analysen über die Führung der Kondylen und Unterkieferbewegung

Nur ein eingehendes Studium des anatomischen Aufbaus und der physiologischen Aufgaben, die vom Kiefergelenk erfüllt werden, macht deutlich, daß es eine Sonderstellung in der Funktion menschlicher Gelenke einnimmt.
Erst auf dieser Basis können sichere Erkenntnisse für die Diagnostik und Therapie des stomatognathen Systems gewonnen werden. Diese Grundfragen werden zunächst diskutiert.

Durch den aufrechten Gang und der damit verbundenen Entfaltung der Gehirnkapsel erfährt das Kiefergelenk eine Befreiung (276). Es gehört zu den zusammengesetzten, mehrkammerigen Gelenken mit einem Diskus. Bei solchen Gelenken ist der integrierende Anteil zur Gestaltung der Gelenkmechanik nicht der Zwangslauf, der durch den passiven Bewegungsapparat vorgegeben ist, sondern die neuromuskuläre Führung (276).

Im Kiefergelenk überlagern sich zwei grundsätzlich verschiedene Bewegungsformen. Beim Abbeißen und Kauen sind die Bewegungen im Zahnbereich belastet. Freie Leerbewegungen (66, 276) wie Öffnungs- und Schließbewegungen sind dagegen unbelastet. Diese dienen durch Veränderung des Resonanzraums der Lautbildung und sind am Sprechen wesentlich beteiligt. Insbesondere die Sprache zeichnet den Menschen als intelligentes Wesen gegenüber der Tierwelt aus. Wegen dieser speziellen Funktion ist das Kiefergelenk nur unter Einschränkungen mit anderen menschenähnlichen Gelenken oder Gelenkformen im Tierreich vergleichbar.

Nach den vorliegenden Ergebnissen ist bewiesen, daß diese Aufgaben von einem Gelenk mit starker mechanischer Führung durch Knochen und Bänder nicht erfüllt werden können. Wie unsere kinetischen Analysen zeigen, laufen die Kondylen- und Unterkieferbewegungen dementsprechend auch nicht nach einem mechanischen Bewegungsmuster ab. Sie sind vielmehr bei vorgegebenem Muster individuell variabel.

1.1 Röntgenkinematographische Analyse der Kondylenbewegung

In der Literatur vergleichen die Verfechter der Hypothese „das Kiefergelenk ist band- oder knochengeführt", dieses mit anderen menschlichen Gelenken oder ihrer Vorstellung nach entsprechenden Gelenkformen im Tierreich. In anderen Veröffentlichungen werden als Beweis für diese Theorie morphologisch-histologische Untersuchungen an Autopsiematerial (3, 241, 268, 322), graphische, pantographische und repantographische Analysen der Grenzbewegungen des Unterkiefers (5, 27, 44, 45, 205, 268) oder Untersuchungen mit Hilfe von röntgenologisch dargestellten Positionen des Kondylus angeführt (16, 162, 205, 340).

In keinem Fall wurden von einem dieser Autoren Bewegungen im stomatognathen System in Funktion dynamisch und interferenzfrei analysiert.

So berichten *McCollum* und *Stuart* (46) über Untersuchungen am Mittelgelenk der Phalangen der menschlichen Hand und am Hühnchenfuß. Unter der Vorstellung, daß eine Komponente der Bewegung im Kiefergelenk eine reine Scharnierbewegung ist, untersuchten sie diese echten Scharniergelenke. Die an der Articulatio interphalangae manus und am Hühnchenfuß gewonnenen Erkenntnisse übertrugen sie auf das Kiefergelenk und kamen zum Ergebnis, daß es nach dem Prinzip eines Scharniergelenks aufgebaut ist. Die funktionellen Aufgaben der untersuchten Gelenke sind aber mit der komplizierten Aufgabenstellung im Kiefergelenk nicht vergleichbar. Mit den Phalangen wird nur die Greiffunktion ausgeführt. Sie sind daher diskuslose, knochengeführte Scharniergelenke, bei der durch die starken mechanisch wirkenden Ligg. collateralia nur eine Beugung und Streckung möglich ist.

Auch die Mechanik anderer menschlicher Gelenke, z. B. das Handgelenk (273) oder Fußgewölbe (274), in denen komplizierte, neuromuskulär gesteuerte Bewegungen ablaufen, ist nicht ohne weiteres auf das Kiefergelenk übertragbar (277). In keiner Phase der verschiedenen Kondylbewegungen konnten wir unter Funktion eine einfache Scharnierbewegung feststellen. Alle Bewegungen setzten sich aus einer Gleit- und Rotationskomponente zusammen. In Übereinstimmung mit *Hossner* (150) ist die Rotationskomponente nach unseren Untersuchungen in Wirklichkeit Ausdruck eines komplizierten neuromuskulären Gelenkmechanismus. Er ist der Meinung, daß die beschriebene Rotationsachse nur als Näherungswert aus verschiedenen Faktoren angenommen werden kann.

Von festen Achsen im Kiefergelenk geht auch *Hjortsjö* (141, 142) aus, der das Kiefergelenk mit einem zweiachsigen Nußknacker vergleicht. Mit Hilfe von Röntgenprofiltomogrammen des Kiefergelenks schließt er beim Senken des Unterkiefers auf eine Kreisbewegung des Kondylus um das Tuberculum articulare. Der Mittelpunkt dieses Kreises liegt im Tuberculum.

Diese mechanische Vorstellung einer oder zweier definierter Rotationsachsen im Kiefergelenk führt ebenso zu Mißverständnissen über dessen Funktion wie die unmittelbare Folgerung aus graphisch darstellbaren Projektionsbahnen des Kondylus. So sind *Kubein* et al. (205) ebenfalls von einem protrusiven Rotationszentrum am Os temporale überzeugt. Sie beurteilten die pantographische und die repantographische, im Stuart-Artikulator aufgezeichnete Kondylenbahn sowie die Positionsröntgenaufnahme des Kondylus und kommen experimentell einseitig zum Ergebnis, daß die konvexe Ausprägung der protrusiven Bahn als Kurvenparallele zu einer verkleinerten Funktionsstrecke am Tuberculum articulare – entsprechend zweier konzentrischer Kreise – aufzufassen ist.

Diese Vorstellung, die auf einer Knochenführung beruht, wird durch unsere Untersuchungen eindeutig widerlegt.

Ein Kondylus, der durch die knöchernen Anteile des Kiefergelenks geführt wird, müßte sich entsprechend dem Verlauf der Pfanne und des Tuberculum auf einer s-förmigen oder nach den Angaben von *Hjortsjö* (141, 142) und *Kubein* et al. (205) auf einem Kreisbogen bewegen. Wir beobachteten zwar bei Protrusion wie auch bei anderen Bewegungen ebenfalls einen nach disto-kaudal konvexen Bahnverlauf, konnten aber weder eine geometrisch-mathematische Zuordnung, noch einen von knöchernen Strukturen am Os temporale geprägten Bahnverlauf ermitteln.

Unsere interferenzfreien Untersuchungen der Kondylenbahn mit Hilfe der Röntgenkinematographie verdeutlichen dagegen, daß die speziellen Aufgaben des Kiefergelenkes nur durch eine neuromuskuläre Führung gelöst werden können. Die Auswertung der Kondylenbewegung von Vollbezahnten und Totalprothesenträgern ergibt in Übereinstimmung mit anderen Autoren (60, 139, 140, 194, 272, 275–277) keinen Anhaltspunkt für eine knöcherne oder Bandführung des Gelenkes. Bei nichtbelasteten Bewegungen ist sie stets gebogen und nach kaudal konvex. Die Länge der Bahn und ihre Krümmung können funktionsabhängige Variationen und Überlängen aufweisen. Der verschiedene Verlauf dieser Bahnen ist somit das Ergebnis einer funktionsabhängigen Muskelführung.

Nach *Puff* (276) ist dies nur durch einen speziellen Wirkungsmechanismus des M. pterygoideus lateralis möglich. Bei der Kontraktion des oberen Pterygoideusbauches kommt es neben einer Drehung und Verlagerung des Kondylus gleichzeitig zu einer Abwärtsbewegung. Er hat also, in dem er über das Hypomochlion des Kapitulums zieht, eine kapitulum- und tuberkulumrotatorische Wirkung nach vorn, wohingegen der untere Bauch eine protraktorische und kapitulumrotatorische Komponente nach hinten aufweist. Die beiden Portionen haben verschiedene Funktionen und arbeiten unabhängig voneinander. Dies wird durch elektromyographische Untersuchungen von *Lipke* el al. (221) bestätigt. Bei unbelasteten Bewegungen resultiert auf Grund dieses Mechanismus die beschriebene konvexe Bahn.

Beim Sprechen und Singen beschreibt der Kondylus dagegen eine kurze, konvexe Bahn unterschiedlichen Verlaufs und scheint sich in einer Schwebehaltung zu befinden, wie die Laufbildanalyse zeigt. Dabei wird der Kondylus durch den M. pterygoideus lateralis über einen unbewußten neuromuskulären Steuerungsmechanismus – wahrscheinlich im Corpus striatum – in einer Schwebelage gehalten. Aus dem Unterkiefer entsteht somit ein schwingungsfähiges, für die Artikulation der Sprache brauchbares Organ (272, 275, 276).

Die neuromuskuläre Führung wird besonders bei belasteten Bewegungen deutlich. Beim Abbeißen geht der Kondylus, nachdem er die Öffnungsbahn verlassen hat, fast senkrecht nach oben und stoppt plötzlich. Seine vorher eingenommene Ausgangslage erreicht er nicht mehr (siehe Tab. 4, 8 c). Diese Bewegung ist nur so zu erklären, daß der Kondylus sein Widerlager nicht am Knochen hat, sondern daß er durch einen neuromuskulären Bremsmechanismus daran gehindert wird, unter Belastung in die Pfanne zu treten. Dieses Verhalten und die Verlaufsform der Kondylenbahn bei unbelasteten Bewegungen zeigen deutlich, daß die Gelenke in Bewegung nicht druckbelastet sein können.

Die funktionelle Aufgabe des Diskus ist nicht die eines Druckpolsters. Es ist als verlängerte Sehne des M. pterygoideus lateralis aufzufassen. Nur durch die Anheftung des Diskus an die Kapsel und dessen Verlängerung an die Hinterwand des Kondylus (siehe Abb. 1) wird die für die konvexe Ausprägung der Kondylenbahn notwendige rotatorische Komponente des oberen Bauches möglich.

Dies zeigt, wie problematisch es ist, nur unter Berücksichtigung morphologisch-histologischer Gegebenheiten auf die Funktion zu schließen. Die von vielen Autoren gemachte Beobachtung, daß in der Mitte ein gefäßloser und nicht regenerierbarer Teil liegt (13, 25, 272, 322), ist unserer Meinung nach nicht Ausdruck einer Druckfunktion, sondern einer Zugfunktion des oberen Bauches des M. pterygoideus lateralis. In Übereinstimmung mit *Benninghoff* und *Goerttler* (13) sowie *Puff* (277) ist der Diskus als verlängerte Sehne dieses Muskels aufzufassen. Der gefäßlose Teil ist auf Grund der Zugwirkung eine derbe, faserknorpelige Verdickung dieser Sehne.

Unsere Ergebnisse lassen sich nur durch die neuromuskuläre Verknüpfung aller Elemente des stomatognathen Systems im Sinne eines Funktionskreises (69, 101, 104–106, 192, 193, 272) erklären.

Manche Autoren (226, 235, 310) machen hauptsächlich die Rezeptoren im Bereich des Desmodonts und der Zahnhartsubstanz für die Steuerung der Unterkieferbewegung verantwortlich. Wir sind dagegen der Meinung, daß diese im wesentlichen auf dem Mechanismus des Muskeleigen- und Fremdreflexes beruht. Sowohl bei Totalprothesenträgern (siehe Tab. 2, 3) als auch bei Vollbezahnten (siehe Tab. 1) zeigen sich in der Charakteristik der Kondylenbahn keine Unterschiede, wohl aber in der individuellen Ausprägung. Es ist daher anzunehmen, daß die Modifikation des Bewegungsablaufes durch Lageinformation von Rezeptoren im Kiefergelenk, durch periorale Rezeptoren im Weichgewebe (Zunge, Wange, Schleimhaut) und durch Rezeptoren im Bereich der Zähne im Sinne eines Fremdreflexes erfolgt. Dies wird besonders bei Totalprothesenträgern nach Entfernen der Prothese deutlich. Durch den Verlust der Bißhöhe nähern sich die Insertionen von M. masseter und M. pterygoideus medialis so weit, daß diese Muskelschlinge aktiv insuffizient wird. Der initiale Dehnungsreiz über die Rezeptoren der Adduktoren (105) entfällt, was eine ungehemmte Zugwirkung des M. pterygoideus lateralis im Sinne der Protraktion und des Herabgleitens am Tuberculum bewirkt. In diesem Fall ist auch eine von knöchernen Führungsflächen geprägte Bahn zu erkennen: Nach Entfernung der Prothesen ergibt sich unabhängig von der Art der vorher getragenen Prothese eine fast gerade Kondylenbahn, die nach frontal abfällt und mit einer terminalen Aufwärtsbewegung endet. Diese Veränderung der Kondylenbahn ist typisch und wurde bei allen Patienten festgestellt. Vergleicht man diese Bahnen mit einem Kiefergelenkröntgentomogramm eines Patienten mit einer deformierenden Arthropathie (siehe Abb. 47), so ist dessen „Schleifbahn"

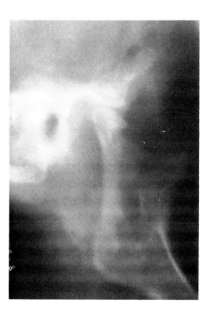

Abb. 47. Schliffflächen an Kondylus und Tuberculum articulare bei Arthropathia deformans

mit der beobachteten Kondylenbahn (siehe Tab. 2, 3) vergleichbar. Nach *Puff* (276) führt die aktive Insuffizienz der Adduktoren zu einer pathologischen, knochengeführten Kondylenbahn, die bei chronischem Verlust der Bißhöhe einer Arthropathia deformans verursachen kann.

1.2 Kinesiographische Analyse der Unterkieferbewegung

Geht man von der starren Koppelung beider Kondylen mit der Unterkieferspange aus, so müßten sich die neuromuskulär bedingten Bewegungsabläufe auch in der Analyse der Unterkieferbewegung widerspiegeln. Tatsächlich zeigen die Ergebnisse der kinesiographischen Analysen, daß die charakteristischen Änderungen der Kondylenbahn, die die neuromuskuläre Führung im stomatognathen System beweisen, auch in den entsprechenden Aufzeichnungen sichtbar werden.

Die Analyse des Kauaktes ergibt, daß der Unterkiefer beim Abbeißen nach dem Kontakt mit der Nahrung beschleunigt und deutlich vor der Okklusionsstellung abbremst (siehe Abb. 17 a–c). Die „Stoßdämpferwirkung" des M. pterygoideus lateralis (276) als reflektorische Antwort auf die hohe Beschleunigung des Unterkiefers läßt ihn mit den Kondylen nicht mehr in die Ausgangsstellung zurückkehren.
Dieser Bremsmechanismus kann nur Ausdruck einer reflexgesteuerten Kondylenbahn sein und ist durch eine Knochen- bzw. Bandführung nicht zu erklären.

Das Geschwindigkeitsdiagramm einer Öffnungs- und Schließbewegung des zahnlosen Patienten unterstreicht, daß der Unterkiefer durch den Mechanismus des Muskeleigenreflexes geführt ist. Wie die Abbildungen 20, 21 zeigen, ist der Anfang einer Öffnungsbewegung unabhängig vom Funktionszustand des Patienten immer vollkommen unkoordiniert. Der Unterkiefer beschleunigt kaum. Etwa im Bereich der physiologischen Bißhöhe beginnt dann die Bewegung schneller zu werden und zeichnet bis fast zum Schluß eine Geschwindigkeitskurve auf, die der mit Prothesen entspricht. Am Ende der Schließbewegung schießt der Unterkiefer wieder über den Bereich der früheren Bißhöhe hinaus und beginnt mit einer zweiten Öffnungsbewegung. Diese ist anfänglich wiederum unkoordiniert. Das Geschwindigkeitsdiagramm bestätigt die aktive Insuffizienz der oben genannten Muskelschlinge (276) und weist auf die Bedeutung der Zähne bei der Einstellung einer physiologischen Bißhöhe hin. Nach *Puff* (276) ist ein Widerlager für den M. masseter und M. pterygoideus medialis durch die korrekte Bißhöhe für die initiale Öffnungs- und das Ende der Schließbewegung notwendig. Nur so kann die kapitulumrotatorische Wirkung des Bauches des M. pterygoideus lateralis kompensiert werden. In der beschriebenen neuromuskulären Verkettung der Kaumuskulatur fällt bei zahnlosen Patienten der initiale Dehnungsreiz der Adduktoren weg, die nach

H. und *C. Göpfert* (105) ein muskuläres Gegenlager bei der Öffnung bilden. Das irreguläre Geschwindigkeitsdiagramm dieser Patienten am Beginn der Öffnung macht dies deutlich: Erst nachdem der Kondylus durch die ungehemmte Zugwirkung des M. pterygoideus lateralis beim Herabgleiten am Tuberculum articulare den Unterkiefer so weit geöffnet hat, daß eine gewisse Vordehnung der Adduktoren erreicht ist und das oben genannte Widerlager entsteht, normalisiert sich die Geschwindigkeit. Diese Öffnungs- und Schließinkoordination (70) wird in der Sagittalaufzeichnung (Photo 1, Abb. 14) ebenfalls deutlich.

Der kinesiographische Vergleich der Ruhelage des Unterkiefers beim Zahnlosen mit und ohne Prothese ist ein weiterer Beweis für die neuromuskuläre Führung. Durch die Entfernung der Prothesen gerät das Raumordnungsgefühl des Patienten völlig durcheinander. Mit Prothesen sind die drei Dimensionen dieser Position klar voneinander zu trennen (siehe Abb. 18). Nach Entfernung der Prothese ist dagegen entsprechend dem gestörten Raumordnungsgefühl des Patienten die Aufzeichnung völlig irregulär und die einzelnen Komponenten sind nicht mehr zu trennen (siehe Abb. 23). Der Einfluß von Eigen- und Fremdreflexen auf die neuromuskulär gesteuerte Haltefunktion des Unterkiefers kommt hier deutlich zum Ausdruck.

Dies bestätigt die Empfehlung von *Balters* (7), bei der Kieferrelationsbestimmung dem Patienten durch korrekt geformte Bißwälle ein einigermaßen gutes Raumordnungsgefühl zu vermitteln. Unsere Ergebnisse unterstreichen aber auch die von *Reither* (284) erhobene Forderung, bei der Kieferrelationsbestimmung zuerst die horizontale Dimension durch Einfügen korrekter Bißwälle zu bestimmen, bevor die vertikale Dimension auf die Bißwälle übertragen wird.

1.3   Graphische Registrierung der sagittalen Kondylenbahn

Die Gegenüberstellung der graphisch und röntgenkinematographisch registrierten Kondylenbahn zeigt, daß sie nur bedingt vergleichbar sind.

Die Aufzeichnung einer belasteten Kondylenbahn beim Beißen auf einen Spiegelgriff ergibt, daß der neuromuskuläre Bremsmechanismus auch in der graphischen Registrierung sichtbar wird: Nach dem Aufbiß geht der Kondylus steiler nach oben, ohne den Ausgangspunkt zu erreichen (siehe Tab. 8c). Im Vergleich zu den röntgenkinematographisch dargestellten Bahnen ist diese aber nicht so steil.

Unsere Versuche mit dem Spiegelgriff entsprechen in der Durchführung dem Glasperlenversuch von *Wustrow* (375). Statt auf einen Spiegelgriff ließ er seine Probanden im Molarenbereich auf eine Glasperle beißen. Er konnte nachweisen, daß der Unterkiefer um diesen Unterstützungspunkt schwingt und sich der Kondylus bei

Belastung vom Pfannenboden abhebt. *Wustrow* kam zum Ergebnis, daß die Gelenke nicht druckbelastet sind, was auch durch unsere Untersuchungen bestätigt wird.

Vergleicht man die übrigen graphisch registrierten Projektionsbahnen des Kondylus mit den entsprechenden röntgenkinematographischen Aufzeichnungen, so zeigen sie bei manchen Bewegungen eine ähnliche Ausprägung. Wie bei der röntgenkinematographisch registrierten Bahn werden unbelastete Bewegungen als eine nach unten konvexe Kurve aufgezeichnet (siehe Tab. 8a, 9–10). Beim Sprechen ist die Bahn gerade (siehe Tab. 8b) und nicht mehr wie die röntgenkinematographische gebogen (siehe Tab. 1). Die Gegenüberstellung zeigt, daß insbesondere die laterotrusiven Bahnen wegen der projektionstechnischen Differenz verzeichnet werden. Dies wird bei der Kondylenbahn des Arbeitskondylus besonders deutlich. Die Aufzeichnung steigt nach hinten oben an und endet entsprechend der auf Seite 69 beschriebenen Sur- bzw. Detrusion. In modernen Gnathologiebüchern und neuesten Veröffentlichungen einiger Autoren (9, 159, 304) wird auf Grund dieser Aufzeichnung diskutiert, daß sich der Kondylus auf der Arbeitsseite nach hinten oben oder unten bewegt. Dabei wird nicht berücksichtigt, daß die Kurve nicht der tatsächlichen Kondylenbahn entspricht, sondern eine graphisch aufgezeichnete Projektion ist. Unser Vergleich mit röntgenkinematographischen Kondylenbahnen macht aber klar, daß diese Vorstellung nicht richtig ist: In Wirklichkeit beschreibt der Arbeitskondylus eine kurze, kaudal-konvexe Bahn nach vorn. Diese graphisch registrierte „back-line" ist somit das Ergebnis einer umgekehrten Projektion. Nach *Stuart* (349) ist sie dadurch zu erklären, daß die Aufzeichnung außerhalb des Rotationszentrums und der vertikalen Achse, die sich im Kondylus befinden soll, durchgeführt wird.

Die Eingliederung eines Stützstiftsystems beeinflußt die graphische Aufzeichnung zusätzlich. In Übereinstimmung mit *Clayton* (44, 45) können wir zeigen, daß die vertikale Sperrung durch das Stützstiftsystem die Ausprägung beeinflußt: Unter Stützstiftführung sind die Bahnen flacher als unter Zahnführung (siehe Tab. 9–10). Nur in einem kleinen Öffnungsbereich von 8 mm decken sich stützstift- und zahngeführte Bahnen. Da wir die Schreibspitzen bei der graphischen Aufzeichnung auf die am Patienten individuell bestimmte Scharnierachse ausgerichtet hatten, könnte dies Ausdruck dafür sein, daß sich der Unterkiefer noch in der auf Seite 34 beschriebenen Scharnierachsenstellung befindet. *Bekk* (12) kommt mit einer ähnlichen graphischen Versuchsanordnung wie der von uns zum gleichen Ergebnis. Er stellt bei einer Erhöhung des Bisses über 6 mm fest, daß der Kondylus aus der Scharnierstellung nach vorne gleitet. *Hossner* (150) geht auf Grund seiner röntgenkinematographischen Untersuchungen von einer Sperrung von 5 mm aus. In Übereinstimmung mit diesen Autoren sind wir daher der Meinung, daß sich die beschriebene Rotationsbewegung nicht, wie vielfach angenommen, in einem Bereich bis zu 25 mm abspielt (9, 268), sondern bei einer viel geringeren Öffnung.

Faßt man die Ergebnisse zusammen, so ist festzustellen, daß die Bewegung im stomatognathen System im wesentlichen von Eigenreflexen neuromuskulär gesteuert wird. Fremdreflexe können den Bewegungsablauf in seiner individuellen Ausprägung aber modifizieren. Dies wird bei funktionsgestörten Patienten besonders deutlich. Wie die röntgenkinematographischen und kinesiographischen Analysen ergeben haben, hat die Eingliederung verschiedener Totalprothesen im gesunden Zustand keinen Einfluß auf den Bewegungsablauf im Kiefergelenk. Bei Kiefergelenkbeschwerden kann man aber röntgenkinematographisch erkennen, daß bei Eingliederung einer Totalprothese nach *Gerber* der Kondylus sich aus einem tieferen Stand in der Gelenkgrube kaudal und ventral einstellt. Dies deutet auf eine Reposition des Kondylus in den Zenit der Grube durch die dem funktionell-anatomischen Konzept entsprechenden Kieferrelationsbestimmungen nach *Gerber*. Die Gelenkbahn wird im Sinne eines Fremdreflexes neu orientiert, nachdem durch eine entsprechende Kieferrelationsbestimmung die Ursache der pathologischen Reflexe ausgeschaltet sind. Dies zeigt sich auch in der kinesiographischen Aufzeichnung der Unterkieferbewegung (siehe Tab. 7) und einer Besserung der subjektiven Beschwerden. *Im gesunden stomatognathen System ist die Handbißnahme daher ausreichend. Beim funktionsgestörten Patienten ist die Anwendung aufwendigerer Verfahren zur Kieferrelationsbestimmung unabdingbar.*

2   Untersuchungen zur Aussagekraft der einzelnen Funktionsanalysen

Analysiert man die Alters- und Geschlechtsverteilung unseres Untersuchungskollektivs, so steht sie in Übereinstimmung mit den Aussagen anderer Autoren (36, 73, 77, 80, 151, 222, 240, 306, 308, 312, 320).

Nach Untersuchungen von *Helkimo* (137) sind objektive Befunde von Störungen im Kauorgan für beide Geschlechter zwar gleich, doch geben die Frauen signifikant mehr subjektive Beschwerden an. In Übereinstimmung mit weiteren Autoren (240, 312, 368) macht er geschlechtsspezifische Unterschiede in der Psyche von Mann und Frau dafür verantwortlich. Die unseren und den Ergebnissen obengenannter Untersuchungen widersprechenden Angaben von *Agerberg* und *Carlsson* (2) sowie *Schmidt-Beer* (299) über die Geschlechtsverteilung mag somit erklärbar sein.

Unsere Auswertung zeigt, daß subjektive Beschwerden weniger häufig vorkommen als objektive Befunde, die auf ein funktionsgestörtes Kauorgan deuten. Die Diskrepanz wird auch von anderen Autoren beschrieben (10, 130). *Härtel* (130) stellte bei 977 Studenten in 77,5% pathologische Befunde fest. Subjektiv gaben jedoch nur 10% der untersuchten Beschwerden an, wovon sich 0,8% krank fühlten. Dies zeigt, daß das Fehlen von subjektiven Beschwerden noch nichts darüber aussagt, ob objektive Störungen im Kausystem vorliegen. Bei umfangreichen prothetischen Maßnahmen ist es daher sinnvoll, vor Behandlung das stomatognathe System auf mögliche Störungen zu untersuchen, um weiteren Schäden vorzubeugen.

Geht man von der neuromuskulären Führung im Kausystem aus, so ist die Erhebung von Muskeltastbefunden ein wesentlicher Faktor bei der klinischen Funktionsanalyse. Die Untersuchung ergibt, daß die für die Funktion wichtigen Muskeln am häufigsten druckdolent sind (siehe Tab. 14). Die hohe Beteiligung des M. pterygoideus lateralis bei den Muskeltastbefunden unterstreicht seine funktionelle Bedeutung für die neuromuskuläre Führung der Kondylen und des Unterkiefers; das stimmt mit den Angaben anderer Autoren überein (10, 237, 243, 320). Das mehrfache Auftreten von Druckdolenzen des M. masseter und M. pterygoideus medialis bestätigt hiermit, daß diese für die neuromuskuläre Unterkieferführung wichtig sind. Die Auswertung der Druckdolenzen des M. temporalis läßt die von *C. Göpfert* (106) beschriebene funktionelle Einteilung des Muskels in drei Teile erkennen. Bei den elektromyographischen Untersuchungen über die Einwirkung von Schmerzreizen auf den reflektorischen Tonus der Kaumuskulatur zeigte es sich, daß der vordere Sektor elektromyographisch am empfindlichsten reagierte, weniger stark der mittlere und am schwächsten der hintere Sektor. Diese Dreiteilung wird auch in unseren Untersuchungen deutlich. Am häufigsten druckdolent ist die Vorderkante, am wenigsten der hintere Teil des M. temporalis. Das Überwiegen der Druckdolenzen auf der linken Seite wird in der Literatur bestätigt (36, 312).

Die Häufigkeitsanalyse der maximalen Schneidekantendistanz (siehe Tab. 15) zeigt einen Gipfel bei 4–5 cm. Nach *Travell* (357) ist dies der Normalwert. Distanzen unter 4,5 cm sind Ausdruck einer Funktionsstörung. Dementsprechend fanden wir häufiger Werte unter 4 cm als über 5 cm. Dennoch scheint die Aussagekraft der maximalen Schneidekantendistanz keine so große diagnostische Bedeutung zu haben, was auch von *Kerschbaum* und *Voss* bestätigt wird (182).

Das verstärkte Abweichen der Mittellinie beim Öffnen des Unterkiefers nach links wird auch anderweitig beschrieben (52, 182, 312). Da nach *Eschler* (66, 68) Druckdolenzen Ausdruck einer Hypervalenz der Kaumuskulatur sind, ist dies durch die auf der linken Seite häufiger aufgetretenen Druckdolenzen erklärlich.

Die oft festgestellten Kiefergelenkgeräusche (Knacken, Reiben) und die Palpationsempfindlichkeit des lateralen Kondylenpols werden von anderer Seite bestätigt (78, 182, 189).

Der Artikulatorbefund ist im Vergleich zu den anderen Funktionsanalyseverfahren am häufigsten aufgetreten. Das Abgleiten aus der eingestellten Unterkieferrelation und die zentrischen Vorkontake stehen dabei im Vordergrund, während die Balancekontakte und Arbeitskontakte deutlich weniger auftreten. Dies bestätigt die klinische Erfahrung, daß die zentrischen Vorkontakte bei der Pathogenese einer neuromuskulären Inkoordination eine wichtige Rolle spielen (91, 169, 171, 200, 201, 249, 311). Bei der Okklusionsanalyse im Artikulator haben wir die Unterkieferlage auf der Spitze des Pfeilwinkels verschlüsselt. Diese Lage entspricht in der Regel der maximal retrudierten Kontaktposition (61, 145, 330). Geht man von den Untersuchungen von *Posselt* aus, der an 50 gesunden Probanden in 90% der Fälle eine Diskrepanz von maximal retrudierter Kontaktposition und habitueller Interkuspidation beobachtete, so ist das sagittale Abgleiten kein pathologisches Geschehen. Die Diskrepanz kommt auch in der kinesiographischen Auswertung der verschiedenen Unterkieferpositionen (Photo 5, S. 98) zum Ausdruck, wo nur in 15% die maximal retrudierte Kontaktposition mit der habituellen Interkuspidation übereinstimmte.

Da das untersuchte Kollektiv sich im wesentlichen aus Patienten mit Funktionsstörungen im Kauorgan zusammensetzte, ist der große Anteil an pathologischen Befunden bei den einzelnen Funktionsanalysen erklärlich.

Vergleichende Auswertung. Die Auswertung erfolgte numerisch. Um die Aussagen der einzelnen klinischen Untersuchungsmethoden zu prüfen und zu werten, wurde der χ^2-Test angewandt (362). Da sich unsere Stichprobe im wesentlichen aus Patienten mit einem funktionsgestörten stomatognathen System zusammensetzte, wurde wegen der kleinen Randzahlen und der geringen erwarteten Häufigkeiten der korrigierte χ^2-Test benutzt (362). Die Auswertung zeigte jedoch, daß auch unter diesen Bedingungen eindeutige Abhängigkeiten von den statistischen unabhängigen Erwartungswerten abweichen. Die Erklärung hierfür liegt in der klinisch selektierten Stichprobe. Neben der Vorauswahl der Patienten und Untersuchungsmethoden war es für manche Patienten nicht zumutbar, sämtliche Untersuchungstechniken anzuwenden. Wir stützten uns deshalb bei der abschließenden Wertung der einzelnen Funktionsanalysen nur auf Aussagen, die den statistischen Voraussetzungen genügten. Trotz dieser Einschränkung lagen noch viele Abhängigkeiten im vorgegebenen Signifikanzbereich. Es ergaben sich Zusammenhänge, die zunächst nicht vermutet wurden, dann aber aufgrund der klinischen Erfahrung eine sinnvolle Erklärung fanden.

Klinische Funktionsanalyse. Einen interessanten Hinweis auf das Entstehen subjektiver Beschwerden ergibt die Analyse der Abhängigkeit subjektiver Beschwerden von Aussagen der einzelnen Funktionsanalysen (siehe Tab. 29 a, b). Während für die meisten Befunde der klinischen Funktionsanalyse und der Kinesiographie die Zusammenhänge im vorgegebenen Signifikanzbereich lagen, war dies innerhalb des Artikulatorbefundes nur für die zentrischen Vorkontakte sowie die Balancekontakte und bei der Pantographie nur für den Immediate side shift der Fall. Die geringe Übereinstimmung mit den graphischen Verfahren, die hauptsächlich Störungen im Grenzbereich erfassen, zeigt, daß das stomatognathe System im Sinne einer Schonhaltung in Funktion den Grenzbereich meidet. Erst wenn sich zusätzlich Störungen im funktionellen Bereich ergeben, empfindet der Patient subjektiv Schmerzen. So ist es auch erklärlich, daß zentrische Vorkontakte und Balancekontakte, die im Funktionsbereich des Kausystems als Störfaktoren wirken können, mit den subjektiven Beschwerden signifikant übereinstimmen.

Der sichere Zusammenhang des relativ häufig angegebenen Symptoms „Kopfschmerz" mit anderen Befunden (siehe Tab. 30) unterstreicht, daß auch unspezifische Beschwerdebilder, die nicht direkt auf eine dentogene Ursache deuten, ein zuverlässiger Indikator für Störungen im Kauorgan sein können. Die Erklärung liegt in der nervösen Versorgung des stomatognathen Systems. Nach *Töndury* (355) bestehen durch Anastomosen lokale Verknüpfungen des N. trigeminus des N. facialis und des N. glossopharyngeus. Die Schmerzfasern dieser Nerven sowie des N. vagus aus der dorsalen Wurzel des oberen Zervikalmarks verlaufen alle im Tractus spinalis. Bei der Umschaltung auf das zweite Neuron der Schmerzbahn können so Summationen von Schmerzbotschaften die Ursache für die „mystischen" und doch logischen Beschwerden (95) sein.

Das Beispiel eines Patienten unterstreicht die Bedeutung dieser unspezifischen Schmerzangaben. Dieser war wegen eines chirurgischen Eingriffs an unsere Klinik überwiesen worden. Bei der Anamnese stellte sich u. a. heraus, daß er seit vier Jahren über unklare Beschwerden klagte. Beim Anheben schwerer Gegenstände verspürte er jedesmal im linken Ohr einen heftigen Stich. Die Konsultation mehrerer Fachärzte für Hals-, Nasen-, Ohrenkrankheiten, Internisten und Neurologen gab keinen Anhaltspunkt für die Ursache. Am Ende wurde er zur psychiatrischen Behandlung in eine Fachklinik eingewiesen. Aufgrund der unklaren Beschwerden schickte man den Patienten an unsere Abteilung. Die klinische Funktionsanalyse ergab eindeutig Hinweise auf ein funktionsgestörtes stomatognathes System. Die instrumentelle Okklusionsanalyse zeigte im Bereich einer Brücke massive Störkontakte. Es stellte sich heraus, daß der Patient zwei Jahre nach deren Eingliederung durch einen Unfall einen Schädelbasisbruch mit Keilbeinfraktur hatte.

In diesem Zusammenhang traten dann die Beschwerden auf. Die Erklärung hierfür war dann einfach. Der Patient preßte beim Anheben schwerer Gegenstände unbewußt die Zähne aufeinander. Wegen der starren Koppelung der Unterkieferspange mit den Kondylen wurde der linke Kondylus aufgrund der instabilen Okklusion in die Nähe des durch den Unfall traumatisierten Gebiets verlagert und verursachte das Stechen im Ohr. Während vor dem Unfall das stomatognathe System wegen seiner großen Adaptationsfähigkeit noch nicht mit Mißempfindungen reagierte, war nach dem Unfall die Kompensationsbreite des Kauorgans erschöpft.

Das Beispiel zeigt, daß das Fehlen von Angaben über subjektive Beschwerden noch nichts darüber aussagt, ob ein störungsfreies Kausystem vorliegt oder nicht. Treten diese aber auf, so sind sie ein ernstzunehmender Indikator für eine Funktionsstörung. In Übereinstimmung mit *Müller-Fahlbusch* (251) sind wir daher der Meinung, daß anscheinend auf eine psychische Ursache deutende Beschwerden zuerst differentialdiagnostisch durch eine exakte Funktionsanalyse abgeklärt werden müssen, bevor die Patienten einer psychiatrischen Behandlung zugeleitet werden.

Der Charakter der reflexbedingten Schonhaltung im funktionsgestörten Kauorgan kommt auch in der hohen Übereinstimmung der Muskeltastbefunde mit den graphischen Analysen und der Mittellinienabweichung beim Öffnen des Unterkiefers zum Ausdruck. Zur graphischen Aufzeichnung von Grenzbewegungen muß die beteiligte Muskulatur stark angespannt werden. Liegt eine Myoarthropathie vor, so führt dies zu Schmerzen und der Unterkiefer wird reflektorisch daran gehindert, klare Grenzbewegungen auszuführen. Die Folge ist eine verkrampfte, nicht reproduzierbare Aufzeichnung (siehe Abb. 37b). Bei der Pantographie ist nicht auszuschließen, daß das Gewicht der Apparatur die Aufzeichnung zusätzlich beeinträchtigt. So gesehen ist die weitgehendere Übereinstimmung zwischen Pantographie und Druckdolenz gegenüber der Relation intraoraler Pfeilwinkel/Druckdolenz erklärlich. Der eindeutige Zusammenhang zwischen Druckdolenz und Mittellinienabweichung entspricht der Tatsache, daß druckdolente Muskeln hypervalent sind (66, 67) und somit den Unterkiefer zur Schmerzseite hin ablenken. Die Mittellinienabweichung wird in der Regel bei maximaler Mundöffnung ermittelt (311), was ebenfalls einer Grenzposition entspricht.

Während sich die neuromuskulären Inkoordinationen schon im Grenzbereich auswirken, läuft die Bewegung durch die hohe Adaptationsfähigkeit des Kauorgans im funktionellen Bereich noch symptomlos ab. Somit ist auch erklärlich, daß keine eindeutigen Zusammenhänge zwischen Druckdolenz und subjektiven Beschwerden bzw. Kinesiographie gegeben sind. Unsere Ergebnisse werden auch von *Clayton* et al. (45) bestätigt. Sie stellten bei graphischen Analysen fest, daß erst nach

Beseitigung der zur neuromuskulären Inkoordination führenden Störung die Grenzstellungen wieder eingenommen werden.

Der vordere Bauch des M. digastricus ist ein reiner Haltemuskel, während der hintere wegen seines Fiederungswinkels den aktiven Muskeln zuzurechnen ist (277). Nach *Siebert* (323) ist dieser Muskel druckdolent, wenn der Unterkiefer über zu hohe Molaren nach vorn-oben kippt. Die Übereinstimmung der Druckdolenzen dieses Muskels mit den zentrischen Vorkontakten unterstützt diese Theorie. Durch den Versuch der Adduktoren, die instabile Okklusion auszugleichen, kippt der Unterkiefer über den Frühkontakt, der als Hypomochlion wirkt, nach vorn oben. Dadurch wird nicht nur diese Muskelgruppe, sondern auch der M. digastricus venter posterior überlastet. Der vordere Bauch ist als reiner Haltemuskel dieser Überbeanspruchung gewachsen, bezieht aber den hinteren Teil in die verstärkte Haltefunktion indirekt mit ein. Als aktiver Muskel ist er auf Dauer dafür ungeeignet und wird druckdolent. Beim Klappern mit den Zähnen ist das Kippen als Doppelschlag kinesiographisch sichtbar (siehe Abb. 42 a, 44 d). Zusammen mit mehreren Autoren (26, 91, 200, 201, 237, 311) sind wir daher der Meinung, daß eine instabile Okklusion die Hauptursache bei der Entstehung von Druckdolenzen ist. Die vergleichende Auswertung des Kiefergelenkbefundes ergibt sichere Zusammenhänge mit Befunden, die auf Störungen im funktionellen Bereich deuten. Die signifikante Übereinstimmung von Kiefergelenkbefund mit den zentrischen Vorkontakten unterstreicht, daß eine instabile Okklusion die Ursache von Kiefergelenkbeschwerden ist.

Der von *Gerber* (97) zunächst empirisch beschriebene Resilienztest zeigt als Ergänzung der klinischen Funktionsanalyse zu allen Untersuchungsmethoden weitgehende Abhängigkeiten. Dies unterstreicht seine diagnostische Aussagekraft (siehe Tab. 35 a, b).

Aufgrund der hohen Übereinstimmung der klinischen Funktionsanalyse mit anderen Untersuchungsmethoden sind wir davon überzeugt, daß diese in der Lage ist, erste Hinweise auf die Ursache von Störungen im Kausystem zu geben. Die positive Erfahrung anderer Autoren mit dieser klinischen Untersuchung (153, 158, 200, 201, 203) wird von uns geteilt. Dennoch sind wir der Meinung, daß bei der Anwendung der klinischen Funktionsanalyse Einschränkungen angebracht sind. *Kerschbaum* und *Voss* (182) weisen darauf hin, daß die Bewertung der klinischen Funktionsanalyse vom Behandler abhängt. Sie beobachteten signifikante Unterschiede zwischen den Aussagen mehrerer Behandler, die den gleichen Patienten untersuchten. Da bei uns die Untersuchung von einem Behandler durchgeführt wurde, konnten wir diesen Einfluß nicht überprüfen. Die Palpation der Muskeln ist außer von der Untersuchungstechnik auch noch von der individuellen Schmerzempfindlichkeit der einzelnen Patienten abhängig. Zudem ist es nicht möglich, von den Druckdolenzen bestimmter Muskeln exakt auf die Lage eines Frühkontaktes zu schließen (157). Die klinische Funktionsanalyse muß daher durch eine exakte Okklusionsanalyse ergänzt werden.

Artikulatorbefund.   Die klinische Beurteilung der Okklusion durch Anfärben der Zähne mit einer Prüffolie im Mund des Patienten ist nur bedingt aussagekräftig. Zentrische Vorkontakte sind Störfaktoren, die das stomatognathe System über den Mechanismus des Fremdreflexes (41) veranlassen, diese zu umgehen. Bei der direkten Okklusionsanalyse im Mund ist der Mechanismus des Fremdreflexes nicht ausgeschaltet, so daß der eigentliche Störkontakt meist nicht sichtbar wird. Die unterschiedliche Deformierbarkeit der beteiligten Gewebe (176) ist ein weiterer Faktor, der in Zusammenhang mit dem Korrekturmechanismus des Kausystems eine scheinbar ausgeglichene Okklusion vortäuscht. Darüber hinaus kann man bei geschlossenem Mund nur die vestibulären Kontaktbeziehungen überprüfen. Es ist daher sinnvoll, die Okklusion in einem einstellbaren Artikulator zu analysieren. Um den durch die Zähne induzierten Schutzmechanismus auszuschalten, muß die Lagebeziehung von Unter- zu Oberkiefer ohne Zahnkontakt bei geringer Mundöffnung festgestellt werden. Wir verwendeten dabei die Pfeilwinkelregistration nach *Gerber* (98). Bei dieser Methode besteht nur Kontakt im Zentrum des Cavum oris über den Stützstift, während bei Wachsregistraten (Check-Bisse, siehe S. 35) der direkte Kontakt des Wachses mit den Zähnen unter Umständen zu Fremdreflexen führt. Während einer Stützstiftregistrierung zeichnet der Patient die Grenzbewegungen selbständig auf, wogegen bei Wachsbissen der Unterkiefer vom Behandler geführt wird. Wie die Erfahrung anderer Autoren zeigt (74, 86–88, 99, 149, 232), sind auch dabei Fehlregistrierungen und Kondylenverlagerungen nicht auszuschließen.

Wegen der scharnierachsenbezüglichen Montage der Kiefermodelle mit Hilfe eines Gesichtsbogens kann die bei der Relationsbestimmung erfolgte Öffnung durch Absenken im Artikulator wieder rückgängig gemacht werden. Somit ist es möglich, unabhängig vom Reflexgeschehen des Patienten den eigentlichen Störkontakt zu ermitteln. Als starres System gibt der Artikulator in Okklusion nicht nach, und es werden die tatsächlichen Kontakte sichtbar.

Vergleicht man die Aussagen des Artikulators mit denen anderer Funktionsanalysen, so ist eine deutliche Übereinstimmung vorhanden. Der Zusammenhang zwischen zentrischen Vorkontakten und entsprechenden Befunden der übrigen Verfahren ist offensichtlich. Wir sind daher ebenso wie weitere Autoren (51, 157) davon überzeugt, daß die Okklusionsanalyse unbedingt in einem einstellbaren Artikulator analysiert werden muß. Wird bei der Relationsbestimmung die Mundöffnung so gering wie möglich gehalten, so ist es unerheblich, ob der Unterkiefer sich exakt auf einer Kreisbahn befindet oder nicht. Auch bei einer elliptischen Bahn kann dieser kleine Bereich in Näherung immer als Kreisbogen betrachtet werden. Hierfür reicht auch ein einfacher Mittelwertgesichtsbogen, der auf die arbiträre Achse ausgerichtet ist, vollkommen aus. Dies wird auch durch Untersuchungen anderer Autoren bestätigt, die nur unerhebliche Abweichungen zwischen der Gesichtsbogenübertragung mit arbiträrer und exakter Scharnierachse feststellten (154, 191, 206, 292, 335).

Graphische Analysen. Bei der Justierung der Artikulatoren spielen die graphischen Aufzeichnungen der Grenzbewegungen eine wichtige Rolle. Während der Pfeilwinkel in der Regel nur zur Kieferrelationsbestimmung benutzt wird, werden die pantographisch ermittelten Bewegungsbahnen zur Einstellung volljustierbarer Artikulatoren herangezogen. Viele Autoren sind davon überzeugt, damit die individuelle Bewegung des Patienten im Artikulator nachvollziehen zu können (5, 9, 11, 46, 126, 205, 218, 347, 349).

Vergleicht man die Aussagen des Pfeilwinkels mit den Aussagen anderer Verfahren, so fällt auf, daß mit Verfahren, die Grenzfunktionen beschreiben, ein sicherer Zusammenhang besteht. Die Abhängigkeiten von anderen Befunden zeigen den geringen Bezug zu funktionellen Störungen im Kausystem. Die Beurteilung des Pfeilwinkels gibt daher gewisse diagnostische Hinweise, ohne daß er für die Erklärung pathogenetischer Zusammenhänge überschätzt werden darf (79, 98, 186).

Die gleiche Aussage gilt auch für die Pantographie (157, 189), wobei wir aufgrund unserer vergleichenden Auswertung die sehr positive Einschätzung von *Guichet* (125) nicht teilen können. Dieser ist in Übereinstimmung mit *Aull* der Meinung, daß die Pantographie eine diagnostische Aussagekraft hat, weil sie graphisch die anatomischen Charakteristika des stomatognathen Systems wiedergibt. Dagegen kommen andere Autoren zu der Überzeugung, daß der individuelle Bewegungsablauf im Kausystem selbst in den kompliziertesten Artikulatoren nicht darzustellen ist (49, 138, 143), da sich die individuelle Unterkieferbewegung in kein geometrisches Muster hineinzwängen läßt (96).

Einen interessanten funktionellen Zusammenhang ergibt aber die Auswertung des Immediate side shift als Ausdruck des sofortigen lateralen Versetzens des Arbeitskondylus. *Guichet* (125) sieht darin eine wichtige Bewegung im Grenzbereich und fordert deren exakte Programmierung im Artikulator. *Koeck* (189) sowie *Klein* und *Siebert* (184) bezweifeln aber ihren individuell physiologischen Charakter. *Celenza* (42) ist der Überzeugung, daß ein Immediate side shift Ausdruck einer Überbeanspruchung des Kiefergelenkbandapparates ist.

Betrachtet man die Abhängigkeiten dieser Bewegung von Befunden anderer Funktionsanalysen, so wird der vermutete pathologische Charakter deutlich (siehe Tab. 40). Der Zusammenhang mit den zentrischen Vorkontakten und dem anterior-posterioren Doppelschlag läßt vermuten, daß eine muskulär instabile Okklusion zum Immediate side shift führt. Die Übereinstimmung mit einer gestörten Ruhelage des Unterkiefers, mit den Muskeltastbefunden und den Angaben der Patienten, die „Zähne aufeinander zu haben", weisen auf eine große Unruhe im stomatognathen System hin. Die signifikanten Abhängigkeiten zum lateralen Abgleiten im Artikulator und die Tatsache, daß bei diesem Befund für alle Patienten ein laterales Abgleiten zu verzeichnen ist, deutet auf eine seitwärts gerichtete Komponente hin. Der Zusammenhang zwischen Kauakt und dessen Einzelbefunden läßt erkennen, daß ein Immediate side shift Ausdruck eines gebahnten Schutzreflexes (57) ist. Ursache ist ein zentrischer Vorkontakt. Um diesen zu umgehen, wird der Unterkiefer zu extremen Ausweichbewegungen gezwungen, dessen laterale Komponente sich in der Aufzeichnung des Immediate side shift ausdrückt. Der dreidimensionale Charakter dieser Ausweichbewegung wird bei der Aufzeichnung des Kauaktes besonders deutlich (siehe Abb. 46c). Zwei Dimensionen treten hier in den Vordergrund: zum einen die sagittale und zum anderen die gleichzeitig mit dem Rückzug durchgeführte laterale Komponente (siehe Abb. 46c, Pfeil). In Übereinstimmung mit den obengenannten Autoren (184, 189) sind wir der Meinung, daß ein Immediate side shift keine physiologische Grenzbewegung darstellt, sondern der lateralen Komponente einer von einem Frühkontakt induzierten Ausweichbewegung entspricht. Diese wird ausgeführt, um die beteiligten Gewebe zu schützen.

Kinesiographie. Während die graphischen Analysen nur über Störungen im Grenzbereich Auskunft geben können, ist die Kinesiographie in der Lage, pathogenetische Zusammenhänge im Funktionsbereich des Kauorgans darzustellen. Die Aussagen des Photos 1 (S. 92) können wegen deren Übereinstimmung mit allen Befunden ein erster Anhaltspunkt für eine Dysfunktion im Kausystem sein (183). Die Abhängigkeiten des Geschwindigkeitsdiagramms unterstreichen die im ersten Teil der Arbeit gemachte Erfahrung, daß diese ein zuverlässiger Parameter für funktionelle Vorgänge im stomatognathen System sind. Dies wird auch von anderen Autoren bestätigt (4, 110–113, 133, 187). Der signifikante Zusammenhang zwischen Kiefergelenkbefund und dem im Geschwindigkeitsdiagramm sichtbaren Knacken widerspricht der Ansicht von *Bock* et al. (20), daß das Kiefergelenkknacken nicht kinesiographisch darstellbar sei.

Der protektive Schutzmechanismus vor Frühkontakten kommt bei der vergleichenden Auswertung besonders zum Ausdruck. Bestehen Frühkontakte, so verändert sich die Geschwindigkeit im Bereich der habituellen Interkuspidation, was sich als „Abbremsen vor IKP" bemerkbar macht (siehe Abb. 16). Die fehlende Abhängigkeit von dem Doppelschlag macht deutlich, daß durch den eingefahrenen Schutzreflex der störende Okklusionsbereich umgangen wird. *Hannam* und *Wood*

(133) berichten, daß erst nach der Beseitigung von Frühkontakten die Geschwindigkeit wieder normale Ausmaße erreicht.

Beim Frontzahntrauma ist der protektive Schutzmechanismus teilweise außer Kraft gesetzt, wie die Analyse der in Photo 3–5 dargestellten Doppelschläge ergibt. Abbildung 44 d zeigt, daß der Unterkiefer aus der Myozentrik zunächst ein klein wenig nach vorn oben geht, plötzlich stark zurückzieht, ohne die Frontzähne zu berühren und dann in eine retrale Kontaktposition übergeht. Hier trifft er auf einen Frühkontakt, der den Unterkiefer bei Kieferschluß nach vorn lenkt, was zum anterior-posterioren Doppelschlag führt. Obwohl die Frontzähne primär durch den Schutzmechanismus geschützt sind, werden sie durch die von dem Frühkontakt bedingten Impulsen sekundär mechanisch traumatisiert. Es wird klar, daß die Frontzahnführung nicht ein mechanisches Problem ist, sondern ein neuromuskuläres. Bei einer reflektorischen pathologischen Frontzahnführung fallen die Schutzmechanismen der organischen Okklusion (350, 356) aus. Somit wird deutlich, daß die reflektorische Frontzahnführung von der Stellung der Frontzähne beeinflußt ist. Diese muß mit der Wirkungsrichtung der Pro- und Retraktoren übereinstimmen, damit sie den Unterkiefer in eine in allen Dimensionen physiologische Lage führen kann.

Die beschriebenen pathogenetischen Zusammenhänge bei der Entstehung des Frontzahntraumas werden in der Abhängigkeit des anterior-posterioren Doppelschlags (siehe Tab. 47) untermauert. Eine rein mechanische Betrachtung des Frontzahntraumas unter Berücksichtigung morphologischer Gegebenheiten, wie sie sich im Röntgenbild und auf dem Modell darstellen (204, 205), wird dem neuromuskulären Charakter des stomatognathen Systems nicht gerecht.

Die signifikanten Übereinstimmungen der Ruhelage und des Kauakts mit anderen Verfahren entspricht der positiven Einschätzung dieser Aufzeichnungen, die wir im ersten Teil der Arbeit getroffen haben.

Die kinesiographische Darstellung der Ruhelage ergibt mit der AV-Ratio einen weiteren Parameter für die Beurteilung des Kausystems. Normalerweise geht der Unterkiefer aus seiner Ruhelage in einer nach vorn oben verlaufenden Bewegung in die habituelle Interkuspidation, was sich auch in der Häufigkeit der AV-Ratio ausdrückt (siehe Tab. 24 a, b). Meistens liegt eine normale AV-Ratio vor, die der beschriebenen Vorwärts-Aufwärtsbewegung entspricht. Eine negative oder neutrale Relation tritt seltener auf. Die vergleichende Auswertung (siehe Tab. 48) ergibt, daß bei einer negativen AV-Ratio für alle dargestellten Beziehungen ein Ausschlußbefund vorliegt. Dies bedeutet, daß das Auftreten der negativen AV-Ratio immer mit einem pathologischen Befund verbunden ist. Ein ähnliches Ergebnis ist auch für die neutrale AV-Ratio festzustellen.

Die klare Aussagekraft der kinesiographischen Einzelbefunde unterstreicht, daß diese Methode eine sinnvolle Erweiterung für die Verfahren der instrumentellen Funktionsanalysen ist. Die Abwertung des Mandibularkinesiographen durch *Bock* et al. (20) beruht unseres Erachtens auf einer ungenügenden Information und mangelhaften experimentellen Erfahrung über die klinische Einsatzmöglichkeit dieses Gerätes.

Einstellung der Unterkieferlage. Die Einstellung der Unterkieferlage ist ein hochaktuelles Problem der täglichen Praxis. Wir haben mit Hilfe der Kinesiographie versucht, diese heikle Frage zu untersuchen.

Die Zusammensetzung unseres Untersuchungsgutes und die im statistischen Sinne geringe Anzahl an Befunden schränkt die Aussage wesentlich ein, denn die Überprüfung der Unterkieferstellung erfolgte nur in der Sagittalen. Sie ist aber ein dreidimensionales Problem. Störungen in der vertikalen und lateralen Komponente werden nicht berücksichtigt.

Bei Übereinstimmung der maximal retrudierten Kontaktposition mit der habituellen Interkuspidation liegen mit Ausnahme zweier Patienten, die keine subjektiven Beschwerden angaben, immer und für alle Funktionsanalysen pathologische Befunde im Sinne eines Ausschlußbefundes vor. Dies bestätigt die in der Literatur aufgekommenen Zweifel an dem Grundsatz, daß die Übereinstimmung von maximal retrudierter Kontaktposition mit der habituellen Interkuspidation einen physiologischen Zustand darstellt (16, 29, 42, 83, 88, 91, 93, 108, 117, 120, 157, 162, 183, 188, 190, 278, 302).

Wir haben als zweite Ausgangsposition die in der Literatur ebenfalls umstrittene Myozentrik in der gleichen Art wie die maximal retrudierte Kontaktposition untersucht. Im Gegensatz zu den Angaben der Literatur (6, 177, 253, 257, 287, 346, 372), daß die Myozentrik immer anterior der habituellen Interkuspidation liegt, lag sie in unserer Untersuchung sechsmal posterior der habituellen Interkuspidation.

Untersucht man die Abhängigkeiten der Differenzbeträge, die anterior der habituellen Interkuspidation liegen, so ist für keine der verglichenen Funktionsanalyseverfahren ein Ausschlußbefund festzustellen. In einigen Fällen gibt es Probanden, die bei Übereinstimmung zwischen Myozentrik und habitueller Interkuspidation keine pathologischen Befunde aufweisen. Dennoch haben die meisten Patienten bei Übereinstimmung negativ veränderte Befunde, so daß auch hier an der absoluten richtigen Einstellung des Unterkiefers zu zweifeln ist. Geht man davon aus, daß in dem vorgestellten Untersuchungskollektiv die Zahl der funktionsgestörten Patienten überwiegt, so müßte die Analyse einen Bereich aufweisen, in dem bei beiden Referenzpositionen zum einen die Anzahl der Patienten gering ist, zum anderen das Verhältnis physiologisch/pathologisch relativ positiv ist. Wie die Tab. 51 zeigt, ist dies bei der Myozentrik für den Bereich 0,7–0,9 mm, bei der maximal retrudierten Kontaktposition für den Bereich 0,4–0,6 mm (siehe Tab. 52) der Fall. Diese beiden Positionen begrenzen das Intervall, in dem der Unterkiefer einzustellen ist. Eine eindeutige Zahlenangabe ist nicht möglich. Die Einstellung muß individuell entschieden werden.

Um eine bessere Klärung zu erzielen, ist es notwendig, das angeschnittene Problem unter Berücksichtigung der dreidimensionalen Lageeinstellung an einem größeren Untersuchungskollektiv erneut zu überprüfen. Entsprechend dem neuromuskulären Charakter des stomatognathen Systems ist die Aussagekraft dieser Untersuchung nicht mit der absoluten Reproduzierbarkeit einer Position zu beurteilen, sondern durch eine von den Kriterien der biologischen Statistik bestimmten Untersuchung zu überprüfen. Die Kinesiographie, die eine dreidimensionale Darstellung zuläßt, ist hierfür eine wertvolle Hilfe.

Klinische Anwendbarkeit des Myo-Monitors. Während die klinische Nützlichkeit des Myo-Monitors bei der Kieferrelationsbestimmung durch unsere Untersuchungen nicht abgesichert werden konnte, ist seine Anwendung zur Entspannung der Kaumuskulatur nach unseren Untersuchungen klinisch sinnvoll. Dies kommt in der Gegenüberstellung der Funktionszustände vor und nach Anwendung dieses Gerätes zum Ausdruck. Die Ruhelage des Unterkiefers stabilisierte sich in der Mehrzahl der Fälle. Der geringe Prozentsatz pathologisch veränderter Aufzeichnungen zeigt den Einfluß der Psyche: Manche Patienten machte das monotone Pulsieren durch den Myo-Monitor nervös und beeinflußte die Ruhelage negativ. Die Aufzeichnung der Geschwindigkeit nach Anwendung des Myo-Monitors ergab ebenfalls verbesserte Resultate.

Konsequenzen für die Praxis. Faßt man die Erkenntnisse der vergleichenden Untersuchungen zusammen, so ergeben sich folgende Konsequenzen für die Praxis:

Der komplizierte neuromuskuläre Führungsmechanismus des stomatognathen Systems im Sinne eines Regelkreises macht die Notwendigkeit der klinischen und instrumentellen Funktionsanalyse deutlich. In Übereinstimmung mit *Hupfauf* (157, 158) sind wir der Meinung, daß die klinische Funktionsanalyse einen guten Überblick über den Zustand des stomatognathen Systems gibt. Trotz der von *Kerschbaum* und *Voss* (182) gemachten Einschränkung hinsichtlich der Aussagekraft dieses Testes sind wir wegen der hohen Übereinstimmung mit anderen Untersuchungsverfahren der Meinung, daß diese Methode in der Lage ist, eine Entscheidung über weitergehende Therapiemaßnahme zu erleichtern. Die klinische Funktionsanalyse sollte durch den Resilienztest nach *Gerber* (97), der sichere Abhängigkeiten zeigt, ergänzt werden.

Wegen der Fähigkeit des stomatognathen Systems, Störfaktoren im okklusalen Bereich durch Schutzreflexe zu umgehen, ist die Beurteilung der Okklusion im Rahmen einer instrumentellen Funktionsanalyse sinnvoll. Bei der Einstellung der Unterkieferlage sollten möglichst Triggerfaktoren vermieden werden. In Übereinstimmung mit zahlreichen Autoren (96, 154, 163, 188, 334, 335) ist hierzu die Registrierung des Pfeilwinkels das Mittel der Wahl. Die Art der Aufzeichnung läßt diagnostische Rückschlüsse auf den Zustand des stomatognathen Systems im Grenzbereich zu. Mit der in der Spitze des Pfeilwinkels markierten retralen Kontaktposition erhält man einen Bezugspunkt zur individuellen Einstellung der physiologischen Unterkieferlage. Die Möglichkeit des mehrmaligen Verschlüsselns (98) erleichtert das Auffinden dieser Lage. Zur gelenkbezüglichen Übertragung der Kiefermodelle ist die Verwendung eines Mittelwertgesichtsbogens ausreichend. Auf eine individuelle Registrierung der Scharnierachse kann verzichtet werden, da die Abweichungen unerheblich sind (154, 191, 206, 292). Für die instrumentelle Funktionsanalyse ist ein möglichst starrer teiljustierbarer Artikulator wie etwa der Dentatus, der Sam-Artikulator und der Condylator ausreichend. Die Verwendung komplizierter, volljustierbarer Artikulatoren bringt im Normalfall keine entscheidende Verbesserung gegenüber den teiljustierbaren Artikulatoren (143). Ihre Anwendung ist auf schwierige Einzelfälle und für manche wissenschaftliche Fragestellungen zu beschränken.

Bei der Arbeit mit diesen Geräten sollte man sich aber immer bewußt sein, daß sie nur Hilfsmittel des Behandlers sind (54), die die Bewegungskapazität der Unterkiefer- und Kondylenbewegung nur in einem engen Grenzbereich wiedergeben können (92). Sinnvoll angewendet, können sie aber bei der Herstellung von Zahnersatz (285, 286) durch eine geometrische Abstimmung der okklusalen Elemente auf die Bewegung des Unterkiefers eine wertvolle Hilfe sein.

Der Einsatz des Kinesiographen kann durch die interferenzfreie Aufzeichnung wesentlich zum Verständnis der funktionellen Anatomie beitragen; für die tägliche Praxis ist er wegen der komplizierten Technik aber zu aufwendig. Neben dem Einsatz bei wissenschaftlich interessanten Fragen hat er uns bei der Planung von chirurgischen Eingriffen, z. B. bei der Progenieoperation, wertvolle Informationen gegeben. Das gleiche gilt auch für komplizierte prothetische Arbeiten und bei unklaren Beschwerden, die auf eine neuromuskuläre Inkoordination des stomatognathen Systems deuten. Aufgrund unserer bisherigen Erfahrung ist zu erwarten, daß der Mandibularkinesiograph auch bei kieferorthopädischen Lagekorrekturen des Unterkiefers ein zusätzliches Hilfsmittel ist.

VIII Zusammenfassung

Die Auffassung, daß die Kondylen und der Unterkiefer durch den passiven Bewegungsapparat geführt werden, wird widerlegt. Kinetische Analysen mit interferenzfreien Methoden zeigen, daß die Bewegungen funktionsabhängig und nicht konstant sind.

Die neuromuskuläre Verkettung des M. pterygoideus lateralis mit den Adduktoren wurde nachgewiesen. Sie ist die Voraussetzung für den normalen Bewegungsablauf im Kauorgan. Bei Verlust der normalen Bißhöhe werden die Adduktoren durch die fehlende Vorspannung insuffizient. Eine pathologische Knochenführung ist die Folge.

Bei Kaubelastung dienen die Kiefergelenke nicht als mechanisches Widerlager, sondern werden durch die Wirkung des M. pterygoideus lateralis (oberer Bauch) druckentlastet. Der Unterkiefer vermeidet bei Zerkleinerung der Nahrung reflektorisch Okklusionskontakte und stützt sich erst beim Schlucken des Speisebolus in Okklusion ab.

Dies beweist, daß die Kondylen und der Unterkiefer über Eigen- und Fremdreflexe neuromuskulär geführt werden.

Während die Röntgenkinematographie und Kinesiographie die beschriebenen Reflexvorgänge interferenzfrei darstellen, geben graphische Analysen diese nur bedingt wieder. Die extraorale graphische Aufzeichnung des Arbeitskondylus ist das Ergebnis einer umgekehrten Projektion. Die daraus gefolgerte Rückwärtsbewegung im Sinne einer Sur- bzw. Detrusion wird röntgenkinematographisch widerlegt. Der Kondylus geht immer nach vorn unten.

Funktionelle Leerbewegungen wie Sprechen und Kauen können graphisch nicht registriert werden.

Die Gegenüberstellung der Aussagen verschiedener Funktionsanalysen macht deutlich, daß die Zähne als Rezeptororgane den Bewegungsablauf beeinflussen. Die reflektorische Frontzahnführung spielt dabei eine große Rolle. Auf Störungen reagiert das stomatognathe System mit reflexgesteuerten Schutzmechanismen. Ausdruck dieser von den Zähnen gebahnten Schutzreflexe sind:

- Abbremsen des Unterkiefers vor einer instabilen Okklusion,
- Immediate side shift.

Beim Frontzahntrauma ist der protektive Schutzmechanismus der reflektorischen Frontzahnführung teilweise außer Kraft gesetzt.

Der Vergleich der verschiedenen Untersuchungsverfahren macht deutlich, daß die Aussagen über Funktionsstörungen zum größten Teil übereinstimmen. Graphische Verfahren geben nur über Störungen im Grenzbereich Auskunft. Funktionelle Vorgänge können am besten mit der Kinesiographie erfaßt werden.

Bei subjektiven Mißempfindungen des Patienten gibt die klinische Funktionsanalyse einen ersten Überblick über den Zustand des stomatognathen Systems. Folgende Befunde sind dabei Zeichen einer Erkrankung:

- Druckdolenzen des M. pterygoideus lateralis und medialis, des M. masseter, des M. digastricus venter posterior und der Vorderkante des M. temporalis;
- Kiefergelenkgeräusche und Druckdolenzen der lateralen Pole sowie Bewegungsinkoordinationen der Kondylen;
- Mittellinienabweichung beim Öffnen und Schließen des Unterkiefers;
- maximale Schneidekantendistanz unter 40 mm;
- grobe Okklusionsstörungen, insbesondere diejenigen, die zum lateralen Abgleiten des Unterkiefers führen.

Bei Verdacht auf eine okklusale Störung ist die klinische Untersuchung durch eine instrumentelle Okklusionsanalyse in einem möglichst starren Artikulator zu ergänzen. Für den Regelfall ist ein teiljustierbarer Artikulator und Mittelwertgesichtsbogen ausreichend. Dabei steht die Analyse der zentrischen Vorkontakte im Vordergrund.

Die maximal retrudierte Kontaktposition entspricht nicht der physiologischen Einstellung des Unterkiefers zum Oberkiefer. Die jüngsten davon abweichenden Empfehlungen namhafter Gnathologen sind aufgrund dieser Untersuchung unzutreffend. Bei prothetischen Arbeiten ist der Unterkiefer anterior davon einzustellen.

Für die Kieferrelationsbestimmung ist die intraorale Aufzeichnung des Pfeilwinkels das Mittel der Wahl.

Bei stark verspannten Patienten kann der Myo-Monitor in kurzer Zeit die Spasmen lösen und pathologische Reflexe unterbrechen.

Unsere Untersuchungen bringen zum Ausdruck, daß die verschiedenen Funktionsanalysen (klinische Funktionsanalyse, Okklusionsanalyse im teiljustierbaren Artikulator), sinnvoll angewendet, für den Zahnarzt eine wertvolle Hilfe darstellen.

Schrifttum

1. *Adams, S. H.* and *Zander, H. A.:* Functional tooth contacts in lateral and in centric occlusion. J. Amer. dent. Ass. **69,** 465 (1964).
2. *Agerberg, G.* and *Carlsson, G. E.:* Functional disorders of the masticatory system. I. Distribution of symptoms according to age and sex as judged from investigation by questionnaire. Acta Odont. Scand. **30,** 597 (1972).
3. *Aprile, H.* and *Saizar, P.:* Gothic arch tracing and temporomandibular anatomy. J. Amer. dent. Ass. **35,** 256 (1947).
4. *Atkinson, H. F.:* Research into mastication. Aust. dent. J. **21,** 23 (1976).
5. *Aull, A. E.:* Condylar determinations of occlusal patterns. J. prosth. Dent. **15,** 826 (1965).
6. *Azarbal, M.:* Comparision of Myo-Monitor centric position to centric relation and centric occlusion. J. prosth. Dent. **38,** 331 (1977).
7. *Balters, W.:* Grundfragen der Artikulation. Zahnärztl. Rdsch. **62,** 85, 111 (1953).
8. *Barnett, J. W.:* Positionspapier. In: Okklusion – Der Stand der Wissenschaft. Hrsg. *Celenza, F. V.* und *Nasedkin, J. N.* Die Quintessenz, Berlin – Chicago – Rio de Janeiro – Tokio 1979.
9. *Bauer, A.* und *Gutowski, A.:* Gnathologie, Einführung in Theorie und Praxis. Die Quintessenz, Berlin – Chicago – Rio de Janeiro – Tokio 1975.
10. *Bawendi, B.:* Funktionelle Befunde bei mit Vollprothesen behandelten Patienten. Dtsch. zahnärztl. Z. **32,** 931 (1977).
11. *Beck, D. B.* and *Knap, F. J.:* Reliability of a fully adjustable articulators using a computerized analysis. J. prosth. Dent. **35,** 630 (1976).
12. *Bekk, W.:* Die prothetisch nutzbare Gelenkbahn. Med. Diss. Basel 1949.
13. *Benninghoff, A.* und *Goerttler, K.:* Lehrbuch der Anatomie des Menschen. Bd. I. Urban & Schwarzenberg, München-Berlin 1960.
14. *Bennett, N. G.:* A contribution to the study of movements of the mandible. Proc. R. Soc. Med. **1,** 79 (1908). Repr. in J. prosth. Dent. **8,** 41 (1958).
15. *Berry, jr. H. M.* and *Hofmann, F. A.:* Cineradiographic observations of temporomandibular joint function. J. prosth. Dent. **9,** 21 (1959).
16. *Beyron, H. L.:* Characteristics of functionally optimal occlusion and principles of occlusal rehabilitation. J. Amer. dent. Ass. **48,** 648 (1954).
17. – Optimal occlusion. The Dental Clinics of North America **13,** 537 (1964).
18. *Bock, O.:* Befundblatt Arbeitsgemeinschaft Funktionsanalyse. Erlangen 1974.
19 – Frontzahnführung und Kondylenbahnneigung (vorläufiger Bericht). Fortschr. Kieferorthop. **39,** 212 (1978).
20. *Bock, O., Ortlieb, R.* und *Ott, K.:* Untersuchungen über die Brauchbarkeit des Mandibular-Kinesiographen (MKG). Dtsch. zahnärztl. Z. **33,** 639 (1978).
21. *Böttger, H.:* Gelenkbezügliches oder kaubahnbezogens Vorgehen bei prothetischen Maßnahmen. Dtsch. zahnärztl. Z. **32,** 84 (1977).
22. *Boitel, R. H.:* Bissnahmen (Bissrelation) für die Rekonstruktionen am bezahnten Gebiß. Schweiz. Mschr. Zahnheilk. **86,** 1308 (1976).

23. *Bonfil, J. J.:* Einschleiftherapie nach Glickman. Quintessenz **8,** 45 Ref. 5293 (1975).

24. *Boucher, L. J.* and *Jacoby, J.:* Posterior border movements of the human mandible. J. prosth. Dent. **11,** 836 (1961).

25. *Boucher, L. J.:* Anatomy of the temporomandibular joint as it pertains to centric relation. J. prosth. Dent. **12,** 464 (1962).

26. *Brandt, G.* und *Kübler, E.:* Untersuchungen über die funktionelle Valenz von Kaumuskelgruppen unter Physiotherapie. Dtsch. zahnärztl. Z. **31,** 176 (1976).

27. *Brekke, C. A.:* Jaw function Part III. Condylar placement and condylar retrusion. J. prosth. Dent. **10,** 78 (1960).

28. *Brewer, A. A.* and *Hudson, D. C.:* Application of miniaturized electronic devices to the study of tooth contact in complete dentures. J. prosth. Dent. **11,** 62 (1961).

29. *Brill, N.:* Reflexes, Registrations and prosthetic Therapy. J. prosth. Dent. **7,** 341 (1957).

30. *Brill, N., Schübeler, S.* and *Tryde, G.:* Influence of occlusal patterns on movements of the mandible. J. prosth. Dent. **12,** 255 (1962).

31. *Butler, J. H.* and *Zander, H. A.:* Evaluation of two occlusal concepts. Parodontology and Academy Review **2,** 5 (1968).

32. *Butler, J. H.* and *Stallard, R. E.:* Effect of occlusal relationships on neurophysiological pathways. J. periodont. Res. **4,** 141 (1969).

33. *Butler, J. H.:* Recent research on physiology of occlusion. Dent. Clinic. North. Amer. **13,** 555 (1969).

34. – Occlusion 1970. The Minneapolis District Dental J. **55,** Winter Issue (1971).

35. – Screening and examination of occlusion problem patients. Northwest Dentistry **53,** 201 (1974).

36. *Butler, J. H., Folke, L. E. A.* and *Bandt, C. L.:* A descriptive survey of signs and symptoms associated with the myofascial pain-dysfunction syndrome. J. Amer. dent. Ass. **90,** 635 (1975).

37 *Caesar, H. H.* und *Brunner, B.:* Ein Beispiel für die volle Wiederherstellung der Funktionsfähigkeit und Ästhetik im Ober- und Unterkiefer I. Quintessenz, Farbbildatlas Bl. 718 (1976).

38. *Calagna, L. J., Silverman, S. I.* and *Garfinkel, L.:* Influence of neuromuscular conditioning on centric relation registrations. J. prosth. Dent. **30,** 598 (1973).

39. *McCall, W. D., Uthmann, A. A.* and *Mohl, N. D.:* TMJ symptom sevrtiy and EMG silent periods. J. dent. Res. **57,** 709 (1978).

40. *Carlsson, G. E., Bratt, C.-M., Helkimo, M.* und *Ingervall, B.:* Die Ruheschwebelage („Haltungslage") des Unterkiefers. Eine kineradiographische Studie über die Registrierung der Kiefergelenkkapseln mit und ohne Anästhesie. Dtsch. zahnärztl. Z. **28,** 443 (1973).

41. *Caspers, H.:* Zentralnervensystem. In: Kurzgefaßtes Lehrbuch der Physiologie. Hrsg. *Keidel, W. D.* Thieme, Stuttgart 1970.

42. *Celenza, F. V.:* Kondylenstellung in der maximalen Interkuspidation. In: Okklusion – Der Stand der Wissenschaft. Hrsg. *Celenza, F. V.* und *Nasedkin, J. N.* Die Quintessenz, Berlin – Chicago – Rio de Janeiro – Tokio 1979.

43. *Celenza, F. V.* und *Nasedkin, J. N.:* Okklusion – Der Stand der Wissenschaft. Die

Quintessenz, Berlin-Chicago-Rio de Janeiro-Tokio 1979.

44. *Clayton, J. A., Kotowicz, W. E.* and *Myers, G. E.:* Graphic recordings of mandibular movements: Research Criteria. J. prosth. Dent. **25,** 287 (1971).

45. *Clayton, J. A., Kotowicz, W. E.* and *Zahler, J. M.:* Pantographic tracings of mandibular movements and occlusion. J. prosth. Dent. **25,** 389 (1971).

46. *McCollum, B. B.* and *Stuart, C. E.:* A research report. Scientific Press, South Pasadena USA 1955.

47. *Cohen, R.:* The hinge axis and its practical application in the determination of centric relation. J. prosth. Dent. **10,** 248 (1960).

48. *McCoy, R. B., Shryock, R. F.* and *Lundeen, H. C.:* A method of transferring mandibular-movement data to computer storage. J. prosth. Dent. **36,** 510 (1976).

49. *Coye, R. B.:* A study of the variability of setting a fully adjustable gnathologic articulator to a pantographic tracing. J. prosth. Dent. **37,** 460 (1977).

50. *Crane, P. F.:* The physiological basis for muscle relaxation by externally induced stimulation. Myo-Tronics Research Inc., Seattle 1976.

51. *Christensen, G. J.* und *Lundeen, H. C.:* Restaurative Maßnahmen des zahnärztlichen Allgemeinpraktikers. In: Aktuelle Probleme der Gnathologie. Hrsg. *Levy, P. H.* Medica, Stuttgart 1976.

52. *Dahan, J.:* Transversale Kauebene und Massetertätigkeit. Fortschr. Kieferorthop. **24,** 301 (1963).

53. *Dawson, P. E.:* Rolle, Bedeutung und Grundprobleme der Okklusion in der konservierenden Zahnheilkunde. In: Okklusion – Der Stand der Wissenschaft. Hrsg. *Celenza, F. V.* und *Nasedkin, J. N.* Die Quintessenz, Berlin – Chicago – Rio de Janeiro – Tokio 1979.

54. *Deane, H. D.:* Articulators, academics and attitudes. J. prosth. Dent. **31,** 88 (1974).

55. *Denar-Office:* Autor training program. Denar Corp., Anaheim 1976.

56. *Dinham, R.:* Treatment of Tic Douloureux with Jankelson Myo-Monitor. A case report. J. Hawaii Dent. Ass. **3,** 11 (1970).

57. *Drechsler, F., Kohno, S., Kühl, W.* und *Neuhauser, B.:* Neurophysiologische Analyse der Wirkung okklusaler Interferenzen auf Regulation und Koordination der Kaumuskulatur. Dtsch. zahnärztl. Z. **28,** 695 (1973).

58. *Drennon, D. G.* and *Yoder, J. L.:* The dimensional stability of wax interocclusal records: A clinical investigation. J. dent. Res. **56,** Special Issue B, 127 (1977).

59. *Edmiston, G. F.* and *Laskin, D. M.:* Changes in consistency of occlusal contact in myofascial pain-dysfunction (MPD) syndrome. J. dent. Res. **57,** 27 (1978).

60. *Eichner, K.:* Röntgenkinematographische Studien der Bewegung des Kondylus zahnloser Patienten. Dtsch. zahnärztl. Z. **22,** 251 (1967).

61. *El-Aramany, M. A., George, W. A.* and *Scott, R. H.:* Evaluation of the needle point tracing as a method for determining centric relation. J. prosth. Dent. **15,** 1043 (1965).

62. *Engelberger, A., Rateitschak, K. H.* und *Mühlemann, H. R.:* Diagnostik und Therapie der funktionellen Störung im Kausystem. Schweiz. Mschr. Zahnheilk. **70,** 586 (1960).

63. *Engelhardt, J. P.:* Die intraorale Registrierung der zentralen Relation beim zahnlosen Kiefer in Verbindung mit der geschlossenen Mundabformung der JR-Ivotray Methode. Zahnärztl. Welt **79,** 191 (1970).

64. *Engelhardt, J. P.:* Die Auswahl des richtigen Artikulators bei der Funktionsanalyse. Zahnärztl. Mitt. **68**, 709 (1978).

65. *Eschler, J.:* Mandibulo-motorische Koordinationsstörungen als Ursache funktioneller Kiefergelenkserkrankungen und deren Therapie. In: Fortschr. d. Kiefer- u. Gesichts-Chirurgie. Hrsg. *Schuchardt, K.,* Bd. II. Thieme, Stuttgart 1960.

66. – Die freien Leerbewegungen und die Ruhelage des Unterkiefers als koordinierte Funktion I + II. Öst. Z. Stomat. **58**, 8, 9, (1961).

67. – Muskelanatomische und -physiologische Gesichtspunkte für die Entstehung des Distalbisses mit Bemerkungen zur Therapie. Fortschr. Kieferorthop. **22**, 220 (1961).

68. – Kaumuskelfunktion und Lateralverlagerung des Unterkiefers. Fortschr. Kieferorthop. **23**, 167 (1962).

69. – Das Verhalten der Kiefer- und Gesichtsmuskulatur beim Zahnlosen. Die Therapiewoche **13**, 69 (1963).

70. – Die Arthropathia deformans und das Gebiß. Zahnärztl. Welt **64**, 298 (1963).

71. – Kaumuskelphysiologie, Bruxismus und marginaler Knochenabbau. Les Parodontopathies XVII, Genf 1963.

72. – Zur Physiologie und Pathologie der Ruhelage des Unterkiefers. Fortschr. Kieferorthop. **26**, 31 (1965).

73. *Fassauer, H., Bethmann, W.* und *Begemaier, I.:* Erkrankungen des Kiefergelenks – eine klinisch-statistische Untersuchung. Stomatol. DDR **27**, 359 (1977).

74. *Ferger, P.* und *Rasche, K.:* Zentrales Registrat und maximale Kraniallage des Unterkiefers. Dtsch. zahnärztl. Z. **28**, 794 (1973).

75. *Fleischhauer, H.:* Zur funktionellen Anatomie des Kiefergelenks (Vergleichende Untersuchung über die extraoralen Aufzeichnungen von stützstiftgeführter und zahngeführter sagittaler Kondylenbahn). Med. Diss. Freiburg 1978.

76. *Fox, S. S.:* The significance of errors in hinge axis localisation. J. Amer. dent. Ass. **74**, 1268 (1967).

77. *Fröhlich, F.:* Symptome im Zusammenhang mit funktionellen Störungen des Kiefergelenks. Schweiz. Mschr. Zahnheilk. **75**, 980 (1965).

78. – Die okklusionsbedingten Schmerzen im Kiefer-/Gesichtsbereich. Schweiz. Mschr. Zahnheilk. **76**, 764 (1966).

79. – Das Bestimmen der horinzontalen und vertikalen Kieferrelationen. In: Praxis der Zahnheilkunde, Hrsg. *Haunfelder, D., Hupfauf, L., Ketterl, W.* und *Schmuth, G.,* Bd. 3, C 17. Urban & Schwarzenberg, München-Wien-Baltimore 1969, 1977.

80. *Fuchs, P., Boos, W.* und *Laub, M.:* Experimentelle Untersuchungen zur Behandlung von funktionellen Kiefergelenksbeschwerden mit Aufbißplatten. Dtsch. zahnärztl. Z. **27**, 383 (1972).

81. *Fuchs, P.* und *Weidlich, V.:* Experimentelle Untersuchungen über die Beeinflussung der nächtlichen Kaumuskelaktivität durch Okklusionsstörungen. Dtsch. zahnärztl. Z. **28**, 1064 (1973).

82. *Fuchs, P.:* Möglichkeiten und Grenzen der Elektromyographie (EMG). Dtsch. zahnärztl. Z. **31**, 712 (1976).

83. *Fuhr, K., Bansemer, D.* und *Zilz, W.:* Untersuchungen zur Reproduzierbarkeit der zentralen Okklusion. Dtsch. zahnärztl. Z. **26**, 176 (1971).

84. *Ganshorn, M. L.* und *Gärtner, F.:* Untersuchungen über mögliche Zusammenhänge zwischen Kiefergelenkerkrankungen und weiblichem Sexualhormon. Zahnärztl. Welt **84,** 689 (1975).

85. *Gausch, K.:* Die Kontrollbißnahme. Zahnärztl. Welt **80,** 14 (1971).

86. *Gausch, K.* und *Kulmer, S.:* Erfahrungen mit der Gebißanalyse nach Lauritzen. Dtsch. zahnärztl. Z. **26,** 151 (1971).

87. – Grenzen der Scharnierachsenmethode in der Funktionsanalyse des Gebisses. Schweiz. Mschr. Zahnheilk. **82,** 161 (1972).

88. *Gausch, K., Koch, W.* und *Kulmer, S.:* Die Lage der Kondylen bei habitueller und therapeutischer Okklusion. Dtsch. zahnärztl. Z. **30,** 37 (1975).

89. *Gausch, K.:* Zur Theorie und Praxis der kiefergelenkbezogenen Unterkieferposition. Zahnärztl. Welt **84,** 569 (1975).

90. *Gausch, K.* und *Kulmer, S.:* Die therapeutische Position des Unterkiefers. Dtsch. zahnärztl. Z. **31,** 717 (1976).

91. *Gelb, H.:* Die Bedeutung der statischen zentrischen Beziehung für das Syndrom der Kiefergelenkfehlfunktion. In: Aktuelle Probleme der Gnathologie. Hrsg. *Levy, P. H.* Medica, Stuttgart 1976.

92. *Gerber, A.:* Die Bewegungen des Unterkiefers und deren Wiedergabe im Artikulator. Zahnärztl. Welt **5,** 464 (1950).

93. – Entwicklungen auf dem Gebiet der Vollprothese. Dtsch. zahnärztl. Z. **14,** 355 (1959).

94. – Ästhetik, Okklusion und Artikulation der totalen Prothese. Öst. Z. Stomat. **61,** 46 (1964).

95. – Logik und Mystik der Kiefergelenkbeschwerden. I + II. Schweiz. Mschr. Zahnheilk. **74,** 687, 879 (1964).

96. – Okklusionslehre, Okklusionsdiagnostik und Okklusionsbehandlung im Wandel unserer Aspekte. Schweiz. Mschr. Zahnheilk. **80,** 447 (1970).

97. – Kiefergelenk und Zahnokklusion. Dtsch. zahnärztl. Z. **26,** 119 (1971).

98. – Registriertechnik für Prothetik, Okklusionsdiagnostik, Okklusionstherapie. Condylator Service, Zürich 1974.

99. – Grundsatzreferat zur zahnärztlichen Prothetik 1977. Quintessenz 3 : 1, Ref. Nr. 5578 (1977).

100. – Neue Definition der Zentrikrelation. Persönliche Mitteilung 1978.

101. *Gernet, W., Puff, A.* und *Steinkraus-Maatz, Ch.:* Röntgenkinematographische Untersuchungen zur Gelenkmechanik. Funktion des Kiefergelenks bei Totalprothesenträgern. Radiologe **18,** 464 (1978).

102. *Glickman, I., Pameijer, J.* und *Roeber, F. W.:* Intraoral occlusal telemetry I. A multifrequency transmitter for registering tooth contacts in occlusion. J. prosth. Dent. **19,** 60 (1968).

103. *Glickman, I., Haddad, A. W., Martignoni, M., Mehta, N., Roeber, F. W.* and *Clark, R. E.:* Telemetric comparison of centric relation and centric occlusion reconstructions. J. prosth. Dent. **31,** 527 (1974).

104. *Göpfert, H.* und *Göpfert, C.:* Die Restaktivität in der ruhenden Muskulatur des Mundes und des Kauapparates. Dtsch. zahnärztl. Z. **9,** 357 (1954).

105. – Funktionelle Beziehungen zwischen Masseter- und Temporalis-Muskulatur in der Darstellung ihrer Aktionsströme. Dtsch. zahnärztl. Z. **10**, 1530 (1955).

106. *Göpfert, C.:* Über die Einwirkung von Zahnschmerz und von Schmerzreizen der Gesichtshaut auf den reflektorischen Tonus der Kaumuskulatur. Dtsch. zahnärztl. Z. **11**, 76 (1956).

107. *Goldmann, H. M.* In: Okklusion – Der Stand der Wissenschaft. Hrsg. *Celenza, F. V.* und *Nasedkin, J. N.* Die Quintessenz, Berlin-Chicago-Rio de Janeiro-Tokio 1979.

108. *Goodkind, R. J., Butler, J. H.* and *Schulte, R. C.:* Tooth contact relationship as revealed by intraoral telemetry (A preliminary report). Northwest Dentistry **49**, 362 (1970).

109. *Goodson, J. M.* und *Johansen, E.:* Analysis of human mandibular movement. In: Monographs in oral science **5**, Hrsg. *Myers, H. M.* Karger, Basel – München – Paris – London – New York – Sidney 1975.

110. *Gordon, jr. T. E.:* Comparison of kineseography of myasthenia gravis and normal jaw movements. J. dent. Res. **56**, Special Issue A, 91 (1977).

111. – Alteration of patient chewing patterns by occlusal modification – Clinical kineseology. J. dent. Res. **56**, Special Issue B, 237 (1977).

112. – Kineseography of orofacial dyskinesia; certain diagnostic criteria. J. dent. Res. **57**, Special Issue A, 303 (1978).

113. – Alteration of patient chewing patterns after occlusal modification. Quintessenz International **3**, Rep. 1734 (1979).

114. *Graber, G.:* Die Auswahl des Okklusionskonzeptes. Schweiz. Mschr. Zahnheilk. **88**, 988 (1978).

115. *Graf, E.:* Die Funktionsanalyse in der Kieferorthopädie: Diagnostik der Unterkieferpositionen und -bewegungen. Schweiz. Mschr. Zahnheilk. **87**, 245 (1977).

116. *Granger, E. R.:* The principles of obtaining occlusion in occlusal rehabilitation. J. prosth. Dent. **13**, 714 (1963).

117. *Graser, G. N.:* An evaluation of terminal hinge position and neuromuscular position in edentulous patients. J. prosth. Dent. **36**, 491 (1976).

118. – An evaluation of terminal hinge position and neuromuscular position in edentulous patients. Part II Duplicate mandibular dentures. J. prosth. Dent. **37**, 12 (1977).

119. *Grassl, H.:* Opto-electronic monitoring of mandibular movements. J. dent. Res. **57**, Special Issue A, 302 (1978).

120. *Grendelmeier, A., Lang, N. P.* und *Geering, A. H.:* Modifikation des Whip-Mix-Artikulators für die reproduzierbare Fixation verschiedener Kieferrelationen. Schweiz. Mschr. Zahnheilk. **88**, 1100 (1978).

121. *Griffin, C. J.* and *Spain, H.:* Organization and vasculature of human periodontal ligament mechanoreceptors. Arch. oral Biol. **17**, 913 (1972).

122. *Griffin, C. J.:* The temporomandibular joint syndrome. In: Monograph in Oral Science, Vol. 4. Hrsg. *Griffin, C. J.* and *Haris, R.* Karger, Basel 1975.

123. *Grosfeld, O.* and *Czarnecka, B.:* Musculo-articular disorders of the stomatognathic system in school children examined according to clinical criteria. J. oral Rehab. **4**, 193 (1977).

124. *Guichet, N. F.:* Applied Gnathology: Why and how. Dent. Clin. North. Amer. **13**, 687 (1969).

125. – Procedures for occlusal treatment. Denar Corp. Anaheim Calif. 1969.

126. – Biologic law governing functions of muscles that move the mandible. Part I, II, III + IV. J. prosth. Dent. **37**, 648 (1977).

127. *Gutowski, A.* und *Bauer, A.:* Möglichkeiten oraler Rehabilitation. Zahnärztl. Mitt. **68**, 717 (1978).

128. *Gysi, A.* und *Köhler, L.:* Zahnersatzkunde. In: Handbuch der Zahnheilkunde, Bd. IV. Hrsg. *Scheff, J.* und *Pichler, H.* Urban & Schwarzenberg, Berlin – Wien 1929.

129. *Gysi, A.:* Modifikation des Artikulators und der Aufstellregeln für Vollprothesen. Huber, Bern-Stuttgart 1958.

130. *Härtel, J.:* Zur Diagnostik von Kiefergelenkerkrankungen in der ambulanten Praxis. Stomat. DDR **26**, 396 (1976).

131. *Hampson, E. L., Askew, P. A., Tanner, A. N.* und *White, G. E.:* Eine Technik zur Herstellung von Vollprothesen mittels des Gerber-Artikulators und Condyloformzähnen I. Quintessenz 10: 91 Ref. Nr. 5337 (1975).

132. *Hannam, A. G., De Cou, R. E., Scott, J. D.* and *Wood, W. W.:* The relationship between dental occlusion, muscle activity and associated jaw movement in man. Arch. oral Biol. **22**, 25 (1977).

133. *Hannam, A. G.* and *Wood, W. W.:* Muscle activity and jaw displacement during unilateral chewing in man. J. dent. Res. **56**, Special Issue B, 230 (1977).

134. *Hausser, E.:* Der Aufbau des Kiefergelenks bei den verschiedenen Gebißanomalien. Dtsch. Zahn-, Mund- u. Kieferheilk. **16**, 177, 266 (1952).

135. *Hedegård, B.* und *Landt, H.:* Funktionelle Gebißanalyse aus skandinavischer Sicht, prothetische Gesichtspunkte. Dtsch. zahnärztl. Z. **26**, 114 (1971).

136. *Heisterkamp, M.:* Statistische Methoden und Auswertungen mit SPSS 6. RFZ-Bericht Nr. 2, 1976, Ausgabe Dez. 1977, Freiburg 1977.

137. *Helkimo, M.:* Studies on function and dysfunction of the masticatory system. Akad. Avhandling, Göteborg 1974.

138. *Hickey, J. C., Allison, M. L., Woelfel, J. B., Boucher, C. O.* and *Stacy, R. W.:* Mandibular movements in three dimensions. J. prosth. Dent. **13**, 72 (1963).

139. *Hielscher, W.:* Zur Kiefergelenk-Diagnostik auf röntgenologischem Gebiet unter Zuhilfenahme kinematographischer Studien der kondylären Bewegungsbahnen. Dtsch. zahnärztl. Z. **16**, 1210 (1961).

140. – Therapeutische Möglichkeiten bei kondylären Bewegungsstörungen. Dtsch. zahnärztl. Z. **20**, 1181 (1965).

141. *Hjortsjö, C. H.:* Ein Apparat zum Demonstrieren der Rotationsbewegungen im Kiefergelenk. Anat. Anz. **100**, 264 (1954).

142. – Anatomie und Physiologie des Kiefergelenks. Fortschr. Kiefer- u. Gesichtschirurgie **6**, 16 (1960).

143. *Hobo, S., Shillingburg, H. T.* and *Whitsett, L. D.:* Articulator selection for restorative dentistry. J. prosth. Dent. **36**, 35 (1976).

144. *Hoffman, P. J., Silverman, S. I.* and *Garfinkel, L.:* Comparison of condylar position in centric relation and in centric occlusion in dentulous subjects. J. prosth. Dent. **30**, 582 (1973).

145. *Hohlfeld, E.* und *Hupfauf, L.:* Untersuchungen über die Reproduzierbarkeit des Sym-

physenbahnwinkels. Dtsch. zahnärztl. Z. **25,** 13 (1970).

146. *Honée, G. L. J. M.* and *De Vries, J. H.:* Aspects of functional improvement after treatment of a pain dysfunction patient. J. oral Rehab. **4,** 131 (1977).

147. *Horn, R.* und *Vetter, A.:* Untersuchungen zur Differenz zwischen habitueller Interkuspidation und retraler Kontaktposition. Dtsch. zahnärztl. Z. **31,** 295 (1976).

148. – Untersuchungen zur Reproduzierbarkeit zentraler Registrate nach Lauritzen. Dtsch. zahnärztl. Z. **31,** 721 (1976).

149. – Untersuchungen zur Unterkieferposition bei zentralen Registraten nach Lauritzen im Vergleich mit der graphischen Methode. Dtsch. zahnärztl. Z. **31,** 874 (1976).

150. *Hossner, R.:* Röntgenkinematographische Studie über die Bewegung der Kondylen im Kiefergelenk während einer Stützstiftregistrierung. Med. Diss. München 1973.

151. *Hupfauf, L.:* Symptomatik und Genese chronischer Kiefergelenkerkrankungen. Dtsch. zahnärztl. Z. **18,** 225 (1963).

152. – Untersuchungen über die sogenannte Zentralokklusion. Dtsch. zahnärztl. Z. **18,** 983 (1963).

153. – Okklusions- und Artikulationsdiagnostik in der prothetischen Zahnheilkunde. In: Praxis der Zahnheilkunde, Bd. 3, C 3. Hrsg. *Haunfelder, D., Hupfauf, L., Ketterl, W.* und *Schmuth, G.* Urban & Schwarzenberg, München – Wien – Baltimore 1969, 1977.

154. – Vergleichende Untersuchungen verschiedener Registrierverfahren. Dtsch. zahnärztl. Z. **26,** 158 (1971).

155. – Kolloquium über das 1. Hauptverhandlungsthema: „Die funktionelle Gebißanalyse". Dtsch. zahnärztl. Z. **26,** 225 (1971).

156. *Hupfauf, L.:* Die Bedeutung der Bestimmung der Unterkieferlage und der Rotationsachse in retrudierter Kontaktposition. Zahnärztl. Welt **82,** 605 (1973).

157. – Funktionsanalysen in der Zahn-, Mund- und Kieferheilkunde. Dtsch. zahnärztl. Z. **32,** 69 (1977).

158. – Klinische Funktionsdiagnostik als Suchverfahren. Zahnärztl. Mitt. **68,** 701 (1978).

159. *Huffman, R. W.* and *Regenos, J. W.:* Principles of occlusion. H. and R. Press, 5. Ed. London 1973.

160. *Husemann, J.-P.:* Vergleichende Untersuchungen von vier Methoden zur Bestimmung der sagittalen Unterkieferlage beim Zahnlosen unter besonderer Berücksichtigung der funktionellen Relationsbestimmung. Dtsch. zahnärztl. Z. **33,** 519 (1978).

161. *Issaacson, D.:* A clinical study of the Bennett movement. J. prosth. Dent. **8,** 641 (1958).

162. *Ingervall, B.:* Range of sagittal movement of the mandibular condyles and inclination of the condyle path in children and adults. Acta odont. Scand. **30,** 67 (1972).

163. *Jahn, E.:* Die Bißnahme bei der totalen Prothese. Dtsch. zahnärztl. Z. **11,** 1059 (1956).

164. *Jankelson, B., Hoffman, G. M.* and *Hendron, J. A.:* The physiology of the stomatognathic system. J. Amer. dent. Ass. **46,** 375 (1953).

165. *Jankelson, B.:* Functional positions of occlusion. J. prosth. Dent. **30,** 559 (1973).

166. *Jankelson, B., Swain, C. W., Crane, P. F.* and *Radke, J. C.:* Kinesiometric instrumentation: A new technology. J. Amer. dent. Ass. **90,** 834 (1975).

167. *Jankelson, B., Sparks, S., Crane, P. F.* and *Radke, J. C.:* Neural conduction of the Myo-

Monitor stimulus: A quantitative analysis. J. prosth. Dent. **34,** 245 (1975).

168. *Jankelson, B.* and *Radke, J. C.:* The Myo-Monitor: Its use and abuse I + II. Quintessenz International, 2: 47, 3 : 35, Report 1601 (1978).

169. *Jankelson, B.:* Persönliche Mitteilung. Freiburg 1978.

170. – Mandibular-Kinesiograph: Quantitative accuracy for clinical occlusal diagnosis. Unveröffentlicht (1979).

171. – Persönliche Mitteilung. Freiburg 1979.

172. – Funktionsanalyse bei Kiefergelenkerkrankungen. Fortbildungsveranstaltung der Südbadischen Zahnärztegesellschaft in Freiburg (1979).

173. – Neuromuskuläre Registrierung der Okklusion. Vortrag: Wissenschaftliche Jahrestagung der Dt. Gesellschaft für Kieferorthopädie e. V. in Freiburg (1979).

174. *Joniot, B.:* Physiologic mandibular resting posture. J. prosth. Dent. **31,** 4 (1974).

175. *Joss, A.:* Three-dimensional models of mandibular occlusal gliding movements. J. dent. Res. **57,** Special Issue A, 77 (1978).

176. *Jung, F.:* Die funktionell-elastische Deformation des Kieferknochens und die Eigenbeweglichkeit der Zähne. Schweiz. Mschr. Zahnheilk. **70,** 17 (1960).

177. *Kantor, M. E., Silverman, S. I.* and *Garfinkel, L.:* Centric-relation recording techniques – A comparative investigation. J. prosth. Dent. **28,** 593 (1972).

178. *Kato, Y.:* Bedienung des Artikulators „KA-7". Hrsg. *Ernst, R. W.* Eppstein 1979.

179. *Kawamura, Y.* and *Majima, T.:* Temporomandibular-joint's sensory mechanisms controlling activities of the jaw muscles. J. dent. Res. **43,** 150 (1964).

180. *Kawamura, Y.:* Neurogenesis of mastication. In: Frontiers of Oral Physiology. Vol. 1, Physiology of Mastication. Hrsg. *Kawamura, Y.* Karger, Basel 1974.

181. *Kelly, E.:* Centric relation, centric occlusion, and posterior tooth forms and arrangement. J. prosth. Dent. **37,** 5 (1977).

182. *Kerschbaum, Th.* und *Voss, R.:* Statistische Überlegungen zur Bewertung der klinischen Funktionsanalyse nach Krogh-Poulsen. Dtsch. zahnärztl. Z. **33,** 439 (1978).

183. Kinesiograph-Instructions-Manual Models K5 and K5 R. Myo-Tronics-Research, Seattle 1977.

184. *Klein, B.* und *Siebert, G.:* Klinisch-pantographische Untersuchung zum „Immediate side-shift". Dtsch. zahnärztl. Z. **33,** 446 (1978).

185. *Kleinrok, M.:* Untersuchungen über die Pathogenese subokzipitaler Muskelschmerzen bei funktionell bedingten Myoarthropathien des Kauorgans. Dtsch. zahnärztl. Z. **30,** 732 (1975).

186. *Kleinrok, M.* und *Kolodziejcyk:* Eine neue Methode zur intraoralen Registration mit dem universalen Schreibstift nach eigenem Entwurf. Zahnärztl. Praxis **30,** 277 (1979).

187. *Klineberg, I. J.* and *Ash, jr. M. M.:* Some temporomandibular articular reflex effects on jaw muscles. J. dent. Res. **57,** Special Issue A, 130 (1978).

188. *Kobes, L. W. R.:* Die mandibuläre Äquilibrierung im Lückengebiß. Dtsch. zahnärztl. Z. **26,** 196 (1971).

189. *Koeck, B.:* Die initiale Bennettbewegung – Eine Untersuchung mit dem Denar-Artikulator. Dtsch. zahnärztl. Z. **29,** 997 (1974).

190. *Körber, E.:* Grundlagen der funktionellen Gebißanalyse. Dtsch. zahnärztl. Z. **26,** 98 (1971).

191. *Körber, E.* und *Landt, H.:* Untersuchungen über die Reproduzierbarkeit von Registrierungen. Dtsch. zahnärztl. Z. **34,** 202 (1979).

192. *Körber, K. H.:* Kybernetisch-regeltechnische Analyse des Kausystems. Dtsch. zahnärztl. Z. **25,** 192 (1970).

193. – Zahnärztliche Prothetik. Bd. I: Funktionslehre, Gnathologie, Traumatologie. Thieme, Stuttgart 1975.

194. *Koivumaa, K.* und *Kalervo, K.:* Eine Röntgenfilmuntersuchung über die Kaubewegungen des Unterkiefers. Suom. Hammaslääk. toim **57,** 278 (1961). Referat: Zahnärztl. Praxis **13,** 245 (1962).

195. *Komposch, G.:* Die Reaktionsfähigkeit der temporo-mandibulären Strukturen auf kieferorthopädische Maßnahmen. – Eine tierexperimentelle Studie. Med. Habilschr. Freiburg 1978.

196. *Kovaleski, W. C.* und *De Boever, J.:* Influence of occlusal splints on jaw position and musculature in patients with temporomandibular joint dysfunction. J. prosth. Dent. **33,** 321 (1975).

197. *Kraft, E.:* Möglichkeiten und Grenzen elektromyographischer Untersuchungsmethoden in der Zahn-, Mund- und Kieferheilkunde. Dtsch. zahnärztl. Z. **18,** 904 (1963).

198. – Über elektromyographische Untersuchungen kiefergelenkkranker Patienten. Dtsch. zahnärztl. Z. **18,** 1399 (1963).

199. – Grundlage der Muskelphysiologie im Hinblick auf die funktionelle Gebißanalyse. Dtsch. zahnärztl. Z. **26,** 142 (1971).

200. *Krogh-Poulsen, W.:* Die Bewegungsanalyse. Dtsch. zahnärztl. Z. **21,** 877 (1966).

201. – Zusammenhänge zwischen Lokalisation von Abrasionsfacetten und Schmerzen in der Kaumuskulatur und deren Bedeutung für Diagnostik und Behandlung. Öst. Z. Stomat. **64,** 402 (1967).

202. – Zit. n. *Hossner, R.:* Röntgenkinematographische Studien über die Bewegung der Kondylen im Kiefergelenk während einer Stützstiftregistrierung. Med Diss. 1973.

203. – Die klinische Untersuchung und Befundaufnahme am Kiefergelenkspatienten durch den Zahnarzt. Kursschrift SSO-Fortbildungskurs in Bern (1973). Berichthaus, Zürich 1973.

204. *Kubein, D.* und *Krüger, W.:* Bruxierbereiche als Ausdruck bestehender Disharmonien zwischen Front-, Kiefergelenkführung und Seitenzahnokklusion. Zahnärztl. Welt **87,** 641 (1978).

205. *Kubein, D., Stachniss, V.* und *Krüger, W.:* Zur Frage physiologischer Kondylenpositionierung. Zahnärztl. Welt **88,** 422 (1979).

206. *Kühl, W.:* Geometrie der scharnierachsenbezüglichen Modellorientierung. Dtsch. zahnärztl. Z. **22,** 873 (1967).

207. *Kühl, W.* und *Roßbach, A.:* Untersuchungen zur Bißnahme bei Zahnlosen. Dtsch. zahnärztl. Z. **23,** 1393 (1968).

208. *Kühl, W.:* Das Bestimmen der vertikalen und horizontalen Kieferrelation. In: Praxis der Zahnheilkunde. Hrsg. *Haunfelder, D., Hupfauf, L., Ketterl, W.* und *Schmuth, G.,* Bd. 3, C 6. Urban & Schwarzenberg, München – Wien – Baltimore 1969, 1977.

209. – Zur Indikation der okkluso-artikulären Befunderhebung nach Gerber. Dtsch. zahnärztl. Z. **26,** 147 (1971).

210. *Kulmer, S.:* Die Kieferrelation im Wechselgebiß. Öst. Z. Stomat. **74,** 361, 399 (1977).
211. *Kydd, W. L.:* Rapid serial roentgenographic cephalometry for observing mandibular movements. J. prosth. Dent. **8,** 880 (1958).
212. *Landa, J. S.:* A critical analysis of the Bennett movement. Part I + II. J. prosth. Dent. **8,** 709, 865 (1958).
213. *Lang, N. P.:* Zur Geschichte der Artikulatoren. Schweiz. Mschr. Zahnheilk. **80,** 1105 (1970).
214. *Lauritzen, A. G.:* Function, prime object of restorative dentistry; a definite procedure to obtain it. J. Amer. dent. Ass. **42,** 523 (1951).
215. *Lauritzen, A. G.* and *Wolford, L. W.:* Hinge axis location on an experimental basis. J. prosth. Dent. **11,** 1059 (1961).
216. *Lauritzen, A. G.:* Arbeitsanleitung für die Lauritzen-Technik. 2. Aufl. Carstens und Homovc, Hamburg 1972.
217. – Atlas of occlusal analysis. Johnson Publishing Co. Boulder, Colorado 1974.
218. *Lee, R. L.:* Jaw movements engraved in solid plastic for articulator controls. Part I, II. J. prosth. Dent. **22,** 209, 513 (1969).
219. *Lemmer, J., Lewin, A.* and *van Rensburg, L. B.:* The measurement of jaw movement. Part I, II. J. prosth. Dent. **36,** 211, 312 (1976).
220. *Levy, Ph. H.:* Where is centric? J. Amer. dent. Ass. **92,** 24 (1976).
221. *Lipke, D. P., Gay, T., Gross, B. D.* and *Yaeger, J. A.:* An electromyographic study of the human lateral pterygoid muscle. J. dent. Res. **56,** Special Issue B, 230 (1977).
222. *Lindblom, G.:* Disorders of the temporomandibular joint. J. Amer. dent. Ass. **49,** 30 (1954).
223. *Loos, S.:* Die Mechanik des Kiefergelenks. Urban & Schwarzenberg, Wien 1946.
224. *Lucia, V. O.:* Positionspapier. In: Okklusion – Der Stand der Wissenschaft. Hrsg. *Celenza, V. F.* und *Nasedkin, J. N.* Die Quintessenz, Berlin – Chicago – Rio de Janeiro – Tokio 1979.
225. *Ludwig, P.:* Unterkieferbewegungen und Gelenkfunktion. Dtsch. zahnärztl. Z. **30,** 27 (1975).
226. *Ludwig, P.:* Die Kraftentwicklung der Kaumuskulatur und ihre sensorische Steuerung. Dtsch. zahnärztl. Z. **30,** 797 (1975).
227. *Lundeen, H. C.:* Centric relation records: The effect of muscle action. J. prosth. Dent. **31,** 244 (1974).
228. *Lupkiewicz, S. M., Ariet, M., Fujimoto, J., Gibbs, C. H., Lundeen, H. C.* and *Mahan, R. E.:* Reproducibility of border movements. Part I: Computer Methods for Standardized Measurements. J. dent. Res. **57,** Special Issue A, 166 (1978).
229. *Luzi, C.:* Praxisnahe Übertragungsmethoden auf Artikulatoren. Schweiz. Mschr. Zahnheilk. **88,** 985 (1978).
230. *Machens, J.* und *Heners, M.:* Elektronische Untersuchungen zur biologischen Toleranz der Unterkiefergrenzbewegungen. Vortrag, gehalten auf der Jahrestagung für Prothetik und Werkstoffkunde, Göttingen 1979.
231. *Mahan, P. E., Lundeen, H. C., Lupkiewicz, S. M., Fujimoto, J., Ariet, M.* and *Gibbs, C. H.:* Reproducibility of border movements. Part II: Sensitivity to Condylar Recording Point Location. J. dent. Res. **57,** Special Issue A, 166 (1978).

232. *Malchau, A.:* Die Registriermethodik und die Lage des Unterkiefers. Dtsch. zahnärztl. Z. **32,** 115 (1977).

233. *Marolt, A.:* Röntgenologische Untersuchungen über die Bewegungen der Kondylen beim Seitbiß. Schweiz. Mschr. Zahnheilk. **66,** 183 (1956).

234. *Martignoni, M.:* Temporomandibular joint physiology related to occlusal reconstruction. J. prosth. Dent. **30,** 588 (1973).

235. *Martinko, V.:* Bestimmt das Desmodont (Wurzelhaut) die Belastungsgrenze des Zahnes? Dtsch. zahnärztl. Z. **23,** 910 (1968).

236. *Marxkors, R.:* Vergleich zwischen der intraoralen Registration nach McGrane und der „stretch-reflex-Methode" nach Jankelson. Dtsch. zahnärztl. Z. **25,** 231 (1970).

237. – Suprakontakte und Myopathien. Dtsch. zahnärztl. Z. **28,** 765 (1973).

238. *Mertins, H.:* Untersuchung zur Beurteilung des Zahnersatzes bei älteren Menschen. Med. Diss. Freiburg 1976.

239. *Messermann, Th.:* A means for studying mandibular movements. J. prosth. Dent. **17,** 36 (1967).

240. *Moffet, B.:* Eine biologische Betrachtung der zentrischen Relation aufgrund der skelettalen und bindegewebigen Reaktion. In: Okklusion – Der Stand der Wissenschaft. Hrsg. *Celenza. F. V.* und *Nasedkin, J. N.* Die Quintessenz, Berlin – Chicago – Rio de Janeiro – Tokio 1979.

241. – Diagnostik und Therapie der Kiefergelenkserkrankungen. Fortbildungsveranstaltung der Südbadischen Zahnärztegesellschaft in Freiburg 1979.

242. *Møller, E.* and *Bakke, M.:* Influence of unilateral premature contact on maximal bite. J. dent. Res. **57,** Special Issue A, 131 (1978).

243. *Mongini, F.:* Anatomic and clinical evaluation of the relationship between the temporomandibular joint and occlusion. J. prosth. Dent. **38,** 539 (1977).

244. *Moser, F., Mack, H.* und *Holzmann, F.:* Vergleichende Untersuchungen der Registrierung nach Swanson-Wipf und der pantographischen Aufzeichnung nach Stuart. Schweiz. Mschr. Zahnheilk. **85,** 1250 (1975).

245. *Moser, F.:* Die Funktionsanalyse in der Kieferorthopädie. Dtsch. zahnärztl. Z. **32,** 90 (1977).

246. *Moss, M. L.:* Die funktionelle Analyse der zentrischen Beziehung. In: Aktuelle Probleme der Gnathologie. Hrsg. *Levy, P. H.* Medica, Stuttgart 1976.

247. *Motsch, A.:* Kaufunktion und Kiefergelenkbeanspruchung. Dtsch. zahnärztl. Z. **23,** 819 (1968).

248. – Gebrauchsanleitung zu dem TMJ-Artikulator (Entwurf). Göttingen 1977.

249. – Persönliche Mitteilung 1978.

250. *Mühlbradt, L.:* Grundzüge der Neurophysiologie des Kauorgans. Dtsch. zahnärztl. Z. **31,** 282 (1976).

251. *Müller-Fahlbusch, H.:* Gesichtsschmerz unter psychologischen Aspekten – Erfahrungen an Patienten mit Okklusionsstörungen. Zahnärztl. Welt **86,** 796 (1977).

252. *McNamara, D. C.* and *Henry, P. J.:* Terminal hinge contact in dentitions. J prosth. Dent. **32,** 405 (1974).

253. *Nobel, W. H.:* Anteroposterior position of "Myo-Monitor Centric". J. prosth. Dent. **33,** 398 (1975).

254. *Öberg, T., Carlsson, G. E.* and *Fajers, C. M.:* The temporomandibular joint. A morphologic study on a human autopsy material. Acta odont. Scand. **29**, 349 (1971).

255. *Offenhauer, P.:* Alters- und Geschlechtsverteilung bei Kiefergelenkserkrankungen. Zahnärztl. Welt **63**, 487 (1962).

256. *Ott, K.:* Quantitative Auswertung von Aufzeichnungen nach Stuart-Pantografie. I. Zur Methode, II. Geometrische Grundlagen. Dtsch. zahnärztl. Z. **32**, 218 (1977).

257. *Ott, K.* und *Winklmair, M.:* Zur Anwendung des Myo-Monitor für die Relationsbestimmung. Dtsch. zahnärztl. Z. **32**, 594 (1977).

258. *Ott, K.:* Funktionsstörungen im jugendlichen Kauorgan. Dtsch. zahnärztl. Z. **34**, 130 (1979).

259. *Owens, St. E., Lehr, R. P.* and *Biggs, N. L.:* The functional significance of centric relation as demonstrated by electromyography of the lateral pterygoid muscles. J. prosth. Dent. **33**, 5 (1975).

260. *Palla, S.:* Eine Studie über die Kondylenposition im Röntgenbild. Schweiz. Mschr. Zahnheilk. **87**, 304 (1977).

261. *Parker, M. L., Hemphill, Ch. D.* und *Regli, C. P.:* Antero-posterior position of the mandible as related to centric relation registrations. J. prosth. Dent. **31**, 262 (1974).

262. *Payne, A. G. L.:* Gothic arch tracing in the edentulous. Some properties of the apex point. Brit. dent. J. **126**, 220 (1969).

263. *Pinkert, R.:* Zur Ätiologie des Kiefergelenkknackens anhand klinischer, röntgenologischer und histologischer Untersuchungen. Zahn-, Mund- u. Kieferheilk. **67**, 10 (1979).

264. *Posselt, U.:* Studies in the mobility of the human mandible. Acta odont. Scand. **10**, Suppl. 10. Copenhagen (1952).

265. – Terminal hinge movement of the mandible. J. prosth. Dent. **7**, 787 (1957).

266. – Range of movement of the mandible. J. Amer. dent. Ass. **56**, 10 (1958).

267. – Diskussion zu *Ulrich, J.:* The human mandibular joint. Kinematics and actions of the masticatory muscles. In: J. prosth. Dent. **9**, 399, 407 (1959).

268. – Physiology of occlusion and rehabilitation. Blackwell Scientific Publications Oxford – Edinburgh 1968.

269. *Powell, R. N.:* Tooth contact during sleep: Association with other events. J. dent. Res. **44**, 959 (1965).

270. *Preiskel, H.:* Bennett's movement. A study of human lateral mandibular movement. Brit. dent. J. **129**, 372 (1970).

271. *Pruim, G. J., Ten Bosch, J. J.* and *De Jongh, H. J.:* Jaw muscle Emg-activity and static loading of the mandible. J. Biomechanics **11**, 389 (1978).

272. *Puff, A.:* Zur funktionellen Anatomie des Kiefergelenkes. Dtsch. zahnärztl. Z. **18**, 1385 (1963).

273. *Puff, A.* und *Hennies, T.:* Der Mechanismus der Radial- und Ulnarabduktion ohne und mit Belastung (Röntgenkinematographische Untersuchung zur Gelenkmechanik). Morph. Jb. **105**, 245 (1963).

274. *Puff, A.* und *Rosemeyer, B.:* Das Verhalten des Fußlängsgewölbes beim normalen Gehakt (Röntgenkinematographische Untersuchung zur Gelenkmechanik). Morph. Jb. **105**, 274 (1963).

275. *Puff, A.* und *Krause, G.:* Röntgenkinematographische Untersuchungen am Kieferge-

lenk unter funktioneller Belastung. Dtsch zahnärztl. Z. **20,** 189 (1965).

276. *Puff, A.:* Die funktionelle Bedeutung des Kiefergelenks im orofazialen System. Stomatol. DDR **18,** 141 (1968).

277. – Persönliche Mitteilung 1979.

278. *Ramfjord, S. P.:* Persönliche Mitteilung 1976.

279. – Positionspapier. In: Okklusion – Der Stand der Wissenschaft. Hrsg. *Celenza, F. V.* und *Nasedkin, J. N.* Die Quintessenz, Berlin – Chicago – Rio de Janeiro – Tokio 1979.

280. *Reichenbach, E.:* Was ist geblieben? Versuch einer Bilanz der sogenannten klassischen Artikulationslehre. Dtsch. zahnärztl. Z. **16,** 1109 (1961).

281. *Reichenbach, E.* und *Hagen, B.:* Die Feststellung der sagittalen Kieferbeziehung beim Aufbau der Totalprothese. Stoma (Heidelb.) **63,** 125, 230 (1964).

282. *Reichenbach, E.:* Das Kiefergelenk und seine Erkrankungen im Wandel der Anschauungen. Dtsch. zahnärztl. Z. **20,** 20 (1965).

283. – Prothetik. In: Lehrbuch der klinischen Zahn-, Mund- u. Kieferheilkunde. Hrsg. *Hofer, O., Reichenbach, E., Spreter v. Kreudenstein, Th.* und *Wannenmacher, E.* Barth, Leipzig 1968.

284. *Reither, W.:* Persönliche Mitteilung.

285. – Gnathologische Probleme in der partiellen und der totalen Prothetik. Der Freie Zahnarzt **19,** 48, 75 (1975).

286. – Die dental getragene Teilprothese. In: Praxis der Zahnheilkunde. Hrsg. *Haunfelder, D., Hupfauf, L., Ketterl, W.* und *Schmuth, G.,* Bd. 3, C12. Urban & Schwarzenberg, München – Wien – Baltimore 1969, 1977.

287. *Remien, J. C.* and *Ash, jr. M.:* "Myo-Monitor centric": An evaluation. J. prosth. Dent. **31,** 137 (1974).

288. *Reuben, B.* and *Laskin, D. M.:* Electromyographic analysis of masticatory muscle activity in myofascial pain-dysfunction syndrome. J. dent. Res. **56,** 232 (1977).

289. *Ricketts, R. M.:* Variations of the temporomandibular joint as revealed by Cephalometric Laminagraphy. Amer. J. Orthodont. **36,** 877 (1950).

290. *Robinson, M.:* The temporomandibular joint: Theory of reflex controlled nonlever action of the mandible. J. Amer. dent. Ass. **33,** 1260 (1946).

291. *Röhricht, M.:* Vergleichende Untersuchungen zur Bestimmung der physiologischen Unterkieferlage mit Hilfe der Scharnierachse und der Registration des Symphysenbahnwinkels. Med. Diss. Freiburg 1970.

292. *Roßbach, A.:* Auswirkungen von Fehlregistrierungen der Interkondylarachse auf die Reproduktionsgenauigkeit von Artikulationsbewegungen. Dtsch. zahnärztl. Z. **25,** 222 (1970).

293. *Roydhouse, R. H.:* The temporomandibular joint: upward force of the condyles on the cranium. J. Amer. dent. Ass. **50,** 166 (1955).

294. *Salomon, J. A.* and *Waysenson, B. D.:* Computer-monitored radionuclide tracking of three-dimensional mandibular movements. Part I: Theoretical approach. Part II: Experimental setup and preliminary results-Posselt diagram. J. prosth. Dent. **41,** 340, 463 (1979).

295. *Sauer, G.:* Bestimmung der sagittalen Unterkieferlage nach 6 verschiedenen Methoden und Kontrolle der Reproduzierbarkeit. Dtsch. zahnärztl. Z. **23,** 470 (1969).

296. *Schaerer, P., Stallard, R. E.* and *Zander, H. A.:* Occlusal interferences and mastication: A electromyographic study. J. prosth. Dent. **17,** 438 (1967).

297. – In: Okklusion – Der Stand der Wissenschaft. Hrsg. *Celenza, F. V.* und *Nasedkin, J. N.* Die Quintessenz, Berlin – Chicago – Rio de Janeiro – Tokio 1979.

298. *Schmid, F.* und *Zschege, C.:* Biometrische Auswertung klinischer Kiefergelenkdaten am Beispiel der Kauseite. Dtsch. zahnärztl. Z. **31,** 798 (1976).

299. *Schmidt-Beer, U.:* Funktionelle Störungen des Kauorgans (Ergebnisse einer Untersuchung). Dtsch. zahnärztl. Z. **32,** 98 (1977).

300. *Schmidt-Diemel, K.:* Arbeiten mit individuell einstellbaren Artikulatoren. Zahnärztl. Welt **81,** 270 (1972).

301. *Schmitthelm, U.:* Röntgenkinematographische Studien über geführte Unterkieferbewegungen zahnloser Patienten. Med. Diss. FU Berlin 1966.

302. *Schneider, R.:* Gnathologie in der Praxis. Quintessenz 10 : 65, Ref. Nr. 5333 (1975).

303. *Schnell, H.:* Klinische Untersuchungen über die Auswirkung von Bißsperrungen mit einer Stärke von 0,25 mm im Bereich der Mm. pterygoidei. Dtsch. zahnärztl. Z. **31,** 771 (1976).

304. *Schreiber, S.:* Untersuchungen über die Registrierung und Reproduzierbarkeit einer sogenannten Bennettbewegung des Unterkiefers. Dtsch. zahnärztl. Z. **29,** 827 (1974).

305. – Probleme bei der Bestimmung der Scharnierachse im stark reduzierten Lückengebiß. Dtsch. zahnärztl. Z. **32,** 921 (1977).

306. *Schrems, H. Th.:* Klinische Ergebnisse der funktionellen Gebißanalyse. I. Über subjektive Behandlungserfolge bei Kiefergelenkbeschwerden. Dtsch. zahnärztl. Z. **30,** 274 (1975).

307. *Schrems, H. Th.* und *Mottl, W.:* Über die Reproduzierbarkeit okklusaler Kontakte im Dentatus- und Stuart-Artikulator. Dtsch. zahnärztl. Z. **32,** 112 (1977).

308. *Schubert, R.:* Prüfung der Effektivität der Diagnose und Initialtherapie mit Hilfe von Aufbißplatten. Dtsch. zahnärztl. Z. **34,** 19 (1979).

309. *Schüle, H.:* Untersuchungen zur Bewertung konservativer und chirurgischer Maßnahmen bei Kiefergelenksdysfunktion. Dtsch. zahnärztl. Z. **27,** 826 (1972).

310. *Schulte, W.:* Die Muskelentspannung zur Therapie der Arthropathien des Kiefergelenks – Zugleich ein Beitrag zur Steuerung des muskulo-mandibulären Bewegungssystems. Dtsch. zahnärztl. Z. **22,** 858 (1967).

311. – Zur funktionellen Behandlung der Myo-Arthropathien des Kauorganes: Ein diagnostisches und physio-therapeutisches Programm. Dtsch. zahnärztl. Z. **25,** 422 (1970).

312. – Gezielte Funktionsanalyse und Physio-Therapie – Erfahrungen bei 442 Patienten mit Myoarthropathien. Dtsch. zahnärztl. Z. **27,** 779 (1972).

313. – Chirurgische und parodontologische Gesichtspunkte zur Differentialdiagnose bei Funktionsanalysen. Dtsch. zahnärztl. Z. **32,** 74 (1977).

314. *Schulz, W.:* Ein Beitrag zur schädelbezüglichen Modellorientierung und zur Remontage im Mittelwertartikulator nach Heilborn. Dtsch. zahnärztl. Z. **31,** 815 (1976).

315. *Schwartz, L.:* Disorders of temporomandibular joint. W. B. Saunders, Philadelphia – London 1959.

316. *Shafagh, I., Yoder, L.* and *Thayer, K. E.:* Diurnal variance of centric relation position. J. prosth. Dent. **34,** 574 (1975).

317. *Sharry, J. J.:* An essential question of occlusion. J. prosth. Dent. **30**, 509 (1973).

318. *Sheppard, I. M.:* Effect of hinge axis clutches on condyle position. J. prosth. Dent. **8**, 260 (1958).

319. – The bracing position, centric occlusion and centric relation. J. prosth. Dent. **9**, 11 (1959).

320. *Sheppard, I. M.* and *Sheppard, S. M.:* Characteristics of temporomandibular joint problems. J. prosth. Dent. **38**, 180 (1977).

321. *Sherrington, C. S.:* Reflexes elicitable in the cat from pinae, vibrissae and jaw. J. Physiol. **51**, 404 (1917).

322. *Sicher, H.:* Oral Anatomy. Mosby Comp., St. Louis 1960.

323. *Siebert, G.:* Über Veränderungen der Kaumuskulatur durch Lückengebisse 14–19 jähriger Patienten. Dtsch. zahnärztl. Z. **27**, 652 (1972).

324. – Zur Frage okklusaler Interferenz bei Jugendlichen (Ergebnis einer Untersuchung bei 12- bis 16 jährigen). Dtsch. zahnärztl. Z. **30**, 539 (1975).

325. – Vergleichende pantographische Untersuchungen verschiedener Artikulatoren. Dtsch. zahnärztl. Z. **31**, 732 (1976).

326. *Sitzmann, F.* und *Geiger, S.:* Neuralgiforme Schmerzen im Kiefer-Gesichtsbereich als Folge okklusaler Störungen. Dtsch. zahnärztl. Z. **28**, 984 (1973).

327. *Slavicek, R.* und *Lugner, P.:* Der schädelbezügliche teiljustierbare Artikulator I + II. Öst. Z. Stomat. **73**, 122 (1976).

328. – Über die Möglichkeit der Bestimmung des Bennettwinkels bei sagittaler Aufzeichnung. Öst. Z. Stomat. **75**, 270 (1978).

329. *Slavicek, R.:* Über die Auswirkungen von Achsinkongruenzen zwischen schädelgerecht montierten Oberkiefermodellen und schädelbezüglich montierten Unterkiefermodellen. Öst. Z. Stomat. **75**, 318 (1978).

330. *Smith, jr. H. F.:* A comparison of empirical centric relation records with location of terminal hinge axis and apex of the Gothic arch tracing. J. prosth. Dent. **33**, 511 (1975).

331. *Sparks, S. L.:* Memorandum to: Users of K-5 mandibular kinesiograph; Theoretical accuracy of the K-5 mandibular kinesiograph (MKG). Myo-Tronics Research, Seattle 1977.

332. *Sparks, S., Crane, P.* and *Radke, J. C.:* Neural conduction of the Myo-Monitor stimulus: A quantitative analysis. J. prosth. Dent. **34**, 345 (1979).

333. *Sperr, W.:* Funktionsgerechte Anfertigung von Kronen und kleinen Brücken. Öst. Z. Stomat. **73**, 328 (1976).

334. – Indikation zur Anwendung der graphischen Methode bei der Funktionsanalyse des Gebisses. Zahnärztl. Praxis **29**, 133 (1978).

335. – Mittelwert und teiljustierbare Artikulatoren – ihre Anwendungsmöglichkeit in der Praxis. Zahnärztl. Mitt. **68**, 253 (1978).

336. *Spirgi, M.* und *Nicolas, G.:* Die Lauritzen-Technik für die Therapie parodontaler Läsionen und funktioneller Störungen des Kiefergelenks. Dtsch. zahnärztl. Z. **22**, 811 (1967).

337. *Spranger, H.:* Ultraschallschnittbilduntersuchungen der Kiefergelenke. Elektromedica **40**, 160 (1972).

338. – Ergebnisse von Ultraschall-Echountersuchungen in der Zahn-, Mund- und Kieferheilkunde. Dtsch. zahnärztl. Z. **32,** 695 (1977).

339. *Spreng, M.:* Die Artikulatorengestaltung nach prothetischen Unterlagen. Habegger, Derendingen 1956.

340. *Stachniss, V., Kubein, D.* und *Krüger, W.:* Experimentelle Untersuchung zur röntgenologischen Darstellung des Kiefergelenks. Zahnärztl. Welt **88,** 153 (1979).

341. *Staling, L. M.* und *Butler, J. H.:* The neurophysiology of occlusal contact evaluated electromyographically. J. dent. Res. **56,** Special Issue B, 231 (1977).

342. *Steinhardt, G.:* Die Bedeutung der Kiefergelenkforschung für die totale Prothese, insbesondere für die Forderung nach individueller Gelenkbahnregistrierung. Dtsch. zahnärztl. Z. **11,** 833 (1956).

343. – Auswirkung der Funktion am Kiefergelenk und funktionelle Inkoordinationen. Öst. Z. Stomat. **65,** 442 (1968).

344. *Steinkraus-Maatz, Ch.:* Zur funktionellen Anatomie des Bewegungsablaufs (Röntgenkinematographischer Vergleich der Kiefergelenkbewegung am gleichen Patienten mit Totalprothesen nach unterschiedlicher Kieferrelationsbestimmung: Handbißnahme und Gerber-Prothese). Med. Diss. Freiburg 1976.

345. Stellungnahme der Deutschen Gesellschaft für zahnärztliche Prothetik und Werkstoffkunde. Jahrestagung in Göttingen 5.–7. 4. 1979.

346. *Strohaver, R. A.:* A comparison of articulator mountings made with centric relation and myocentric position records. J. prosth. Dent. **28,** 379 (1972).

347. *Stuart, C. E.:* Accuracy in measuring functional dimensions and relations in oral prosthesis. J. prosth. Dent. **9,** 220 (1959).

348. *Stuart, C. E.:* Good occlusion for natural teeth, J. prosth. Dent. **14,** 716 (1964).

349. – Instructions for use of gnathological instruments. Ventura, Calif. 1973.

350. – Persönliche Mitteilung, Karlsruhe 1977.

351. *Swanson, K.* and *Wipf, H.:* TMJ-Procedure manual. 2th Ed. TMJ Instruments Co., Thousand Oaks 1976.

352. *Taylor, R. C., Ware, W. H., Fowler, D.* and *Kobayashi, J.:* A study of temporomandibular joint morphology and its relationship to the dentition. J. oral Surg. **33,** 1002 (1972).

353. *van Thiel, H.:* Die Bißnahme für die totale Prothese. Dtsch. zahnärztl. Z. **7,** 829 (1952).

354. – Artikulation und Kiefergelenk im Hinblick auf die Herstellung der totalen Prothese. Dtsch. Zahnärztebl. **7,** 419, 466 (1953).

355. *Töndury, G.:* Zur Topographie des Kiefergelenks mit besonderer Berücksichtigung der neuralen Zusammenhänge. Kursschrift zum SSO-Fortbildungskurs Bern, 24.–26. 5. 1973. Berichthaus, Zürich 1973.

356. *Thomas, P. K. T.:* Persönliche Mitteilung 1976.

357. *Travell, J.:* Temporomandibular joint pain referred from muscles of the head and neck. J. prosth. Dent. **10,** 745 (1960).

358. *Ulrich, J.:* Undersölgeser over kiäleleddet has menesket med särlight hensyn tilde mekanise forhold. Med. Diss. Copenhagen (1896). Übersetzt in: J. prosth. Dent. **9,** 399 (1959) von *Posselt, U.*

359. *Vesanen, E.* and *Vesanen, R.:* The Jankelson Myo-Monitor and its clinical use. Proc. Finn. dent. Soc. **69**, 244 (1973).
360. *Vauthier, F.* et *Spirigi, M.:* La gouttière occlusale et son influence sur l'enregistrement frontal du mouvement d'ouverture maximale et de fermeture dans les cas de troubles algo-dysfonctionnels des articulations temporo-mandibulaires. Rev. mens. Suisse Odonto-stomatol. **87**, 189 (1977).
361. *Waysenson, B.* and *Salomon, J.:* Three-dimensional recording of envelopes of motion related to mandibular movements. J. prosth. Dent. **38**, 52 (1977).
362. *Weber, E.:* Grundriß der biologischen Statistik. Fischer, Stuttgart 1972.
363. *Weber-Thedy, K.:* Kritischer Beitrag zur Artikulationslehre. Dtsch. zahnärztl. Z. **17**, 1266 (1962).
364. *Weber, R.:* Die biologisch konstruierte Zahnprothese im Masticator. Buchdruckerei Ilg, Aargau 1965.
365. – Vereinfachte, aber trotzdem präzise Gnathologie im Masticator. Dtsch. zahnärztl. Z. **31**, 713 (1976).
366. *Weinberg, L. A.:* Temporomandibular joint function and its effect on centric relation. J. prosth. Dent. **30**, 673 (1973).
367. – Temporomandibular joint function and its effect on concepts of occlusion. J. prosth. Dent. **35**, 553 (1976).
368. – An evaluation of stress in temporomandibular joint dysfunction-pain syndrome. J. prosth. Dent. **35**, 192 (1977).
369. *Weinberg, L. A.:* An evaluation of occlusal factors in TMJ-Dysfunction-Pain syndrome. J. prosth. Dent. **47**, 198 (1979).
370. *Weisgold, A. S.:* Positionspapier. In: Okklusion – Der Stand der Wissenschaft. Hrsg. *Celenza, F. V.* und *Nasedkin, J. N.* Die Quintessenz, Berlin – Chicago – Rio de Janeiro – Tokio 1979.
371. *Wild, W.:* Unterkieferbewegungen und Kaubewegungen. Schweiz. Mschr. Zahnheilk. **56**, 897 (1946).
372. *Wilkie, N. D., Hurst, T. L.* and *Mitchell, D. L.:* Radiographic comparisons of condyle-fossa relationship during maxillo-mandibular registrations made by different methods. J. prosth. Dent. **32**, 529 (1974).
373. *Woelfel, J. B., Hickey, J. C.* and *Rinear, L.:* Electromyographic evidence supporting the mandibular hinge axis theory. J. prosth. Dent. **7**, 361 (1957).
374. *Wolter, E.:* Das Denar-Mark-II-System. Dtsch. zahnärztl. Z. **32**, 263 (1977).
375. *Wustrow, P.:* Klinik der Plattenprothetik. Thieme, Leipzig 1932.
376. *Zimmer, E. A.:* Die Röntgenologie des Kiefergelenkes. Schweiz. Mschr. Zahnheilk. **51**, 949 (1941).